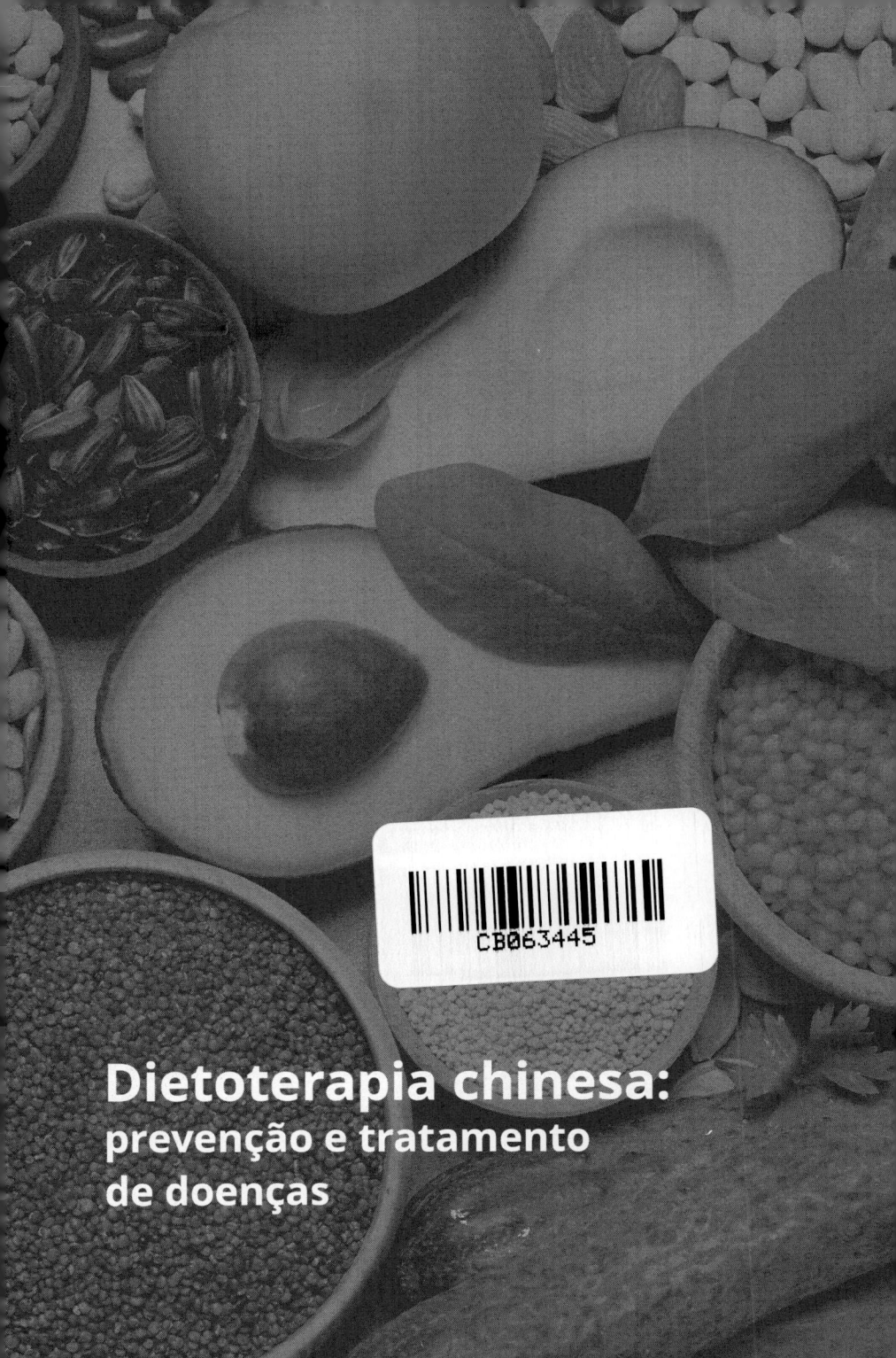

Dietoterapia chinesa:
prevenção e tratamento
de doenças

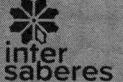

Dietoterapia chinesa: prevenção e tratamento de doenças

Alisson David Silva
Ana Paula Garcia Fernandes dos Santos

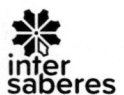

Rua Clara Vendramin, 58 . Mossunguê . CEP 81200-170
Curitiba . PR . Brasil . Fone: (41) 2106-4170
www.intersaberes.com . editora@intersaberes.com

Conselho editorial
Dr. Alexandre Coutinho Pagliarini
Drª Elena Godoy
Dr. Neri dos Santos
Mª Maria Lúcia Prado Sabatella

Editora-chefe
Lindsay Azambuja

Gerente editorial
Ariadne Nunes Wenger

Assistente editorial
Daniela Viroli Pereira Pinto

Preparação de originais
Caroline Rabelo Gomes

Edição de texto
Monique Francis Fagundes Gonçalves
Palavra do Editor

Capa
Sílvio Spannenberg(design)
YOUNG L WORKSHOP/Shutterstock
(imagem)

Projeto gráfico
Charles L. da Silva (design)
New Africa e Oksana Mizina/Shutterstock
(imagens)

Diagramação
Andreia Rasmussen

Designer responsável
Ana Lucia Cintra

Iconografia
Regina Claudia Cruz Prestes

Dados Internacionais de Catalogação na Publicação (CIP)
(Câmara Brasileira do Livro, SP, Brasil)

Silva, Alisson David
    Dietoterapia chinesa : prevenção e tratamento de doenças / Alisson David Silva, Ana Paula Garcia Fernandes dos Santos. -- Curitiba, PR : InterSaberes, 2025.

    Bibliografia.
    ISBN 978-85-227-1679-1

    1. Culinária chinesa 2. Dietoterapia 3. Medicina chinesa I. Santos, Ana Paula Garcia Fernandes dos. II. Título.

25-250879   CDD-615.854

Índices para catálogo sistemático:
1. Dietoterapia chinesa 615.854

Eliane de Freitas Leite - Bibliotecária - CRB 8/8415

1ª edição, 2025.
Foi feito o depósito legal.

Informamos que é de inteira responsabilidade dos autores a emissão de conceitos.

Nenhuma parte desta publicação poderá ser reproduzida por qualquer meio ou forma sem a prévia autorização da Editora InterSaberes.

A violação dos direitos autorais é crime estabelecido na Lei n. 9.610/1998 e punido pelo art. 184 do Código Penal.

Sumário

9	*Apresentação*
11	*Como aproveitar ao máximo este livro*

Capítulo 1
15 Princípios da dietoterapia chinesa
18	1.1 Alimentação como recurso de tratamento
21	1.2 Plantas: alimentos ou medicamentos?
23	1.3 Metabolismo e fisiologia energética da digestão
28	1.4 Horários para refeições
31	1.5 Alimentação conforme as estações do ano
33	1.6 Impactos socioambientais na alimentação

Capítulo 2
39 Medicina tradicional chinesa aplicada
42	2.1 Breve histórico da medicina chinesa
44	2.2 Pontos de atenção da medicina tradicional chinesa
45	2.3 A medicina chinesa depois da influência ocidental
48	2.4 A alimentação na medicina tradicional chinesa
49	2.5 Significado do Qi (Ch'i)
51	2.6 Yin e Yang
55	2.7 Wu Xing

Capítulo 3
61 A influência da temperatura na alimentação
64   3.1 Alimentos de natureza quente
67   3.2 Alimentos de natureza fria
69   3.3 Alimentos neutros
71   3.4 Combinação de alimentos
73   3.5 Alimentos funcionais

Capítulo 4
81 Dietoterapia chinesa e necessidades contemporâneas
83   4.1 Adaptação da dietoterapia chinesa às necessidades modernas
85   4.2 Determinantes atuais da escolha alimentar
86   4.3 Alimentação como prevenção de doenças
89   4.4 Dietas personalizadas: considerações individuais e sazonais
92   4.5 Integração da dietoterapia com outras práticas da medicina tradicional chinesa
95   4.6 *Guia alimentar para a população brasileira*

Capítulo 5
105 Dietoterapia chinesa e condições clínicas
107   5.1 Utilização da fitoterapia chinesa em conjunto com a dietoterapia
111   5.2 Dietoterapia para condições crônicas e degenerativas
113   5.3 Obesidade e dietoterapia chinesa
115   5.4 Abordagem dietética em condições agudas
117   5.5 Considerações dietéticas para grávidas e crianças
119   5.6 Integração da dietoterapia com a acupuntura

Capítulo 6
123 **Pesquisas na área da dietoterapia**
126   6.1 Pesquisas atuais em dietoterapia chinesa
128   6.2 Integração da tecnologia na prática da dietoterapia
132   6.3 Tendências emergentes em nutrição integrativa
136   6.4 Desafios contemporâneos na aplicação da dietoterapia chinesa
137   6.5 Perspectivas futuras e desenvolvimento profissional na área

143   *Considerações finais*
147   *Referências*
153   *Respostas*
161   *Sobre os autores*

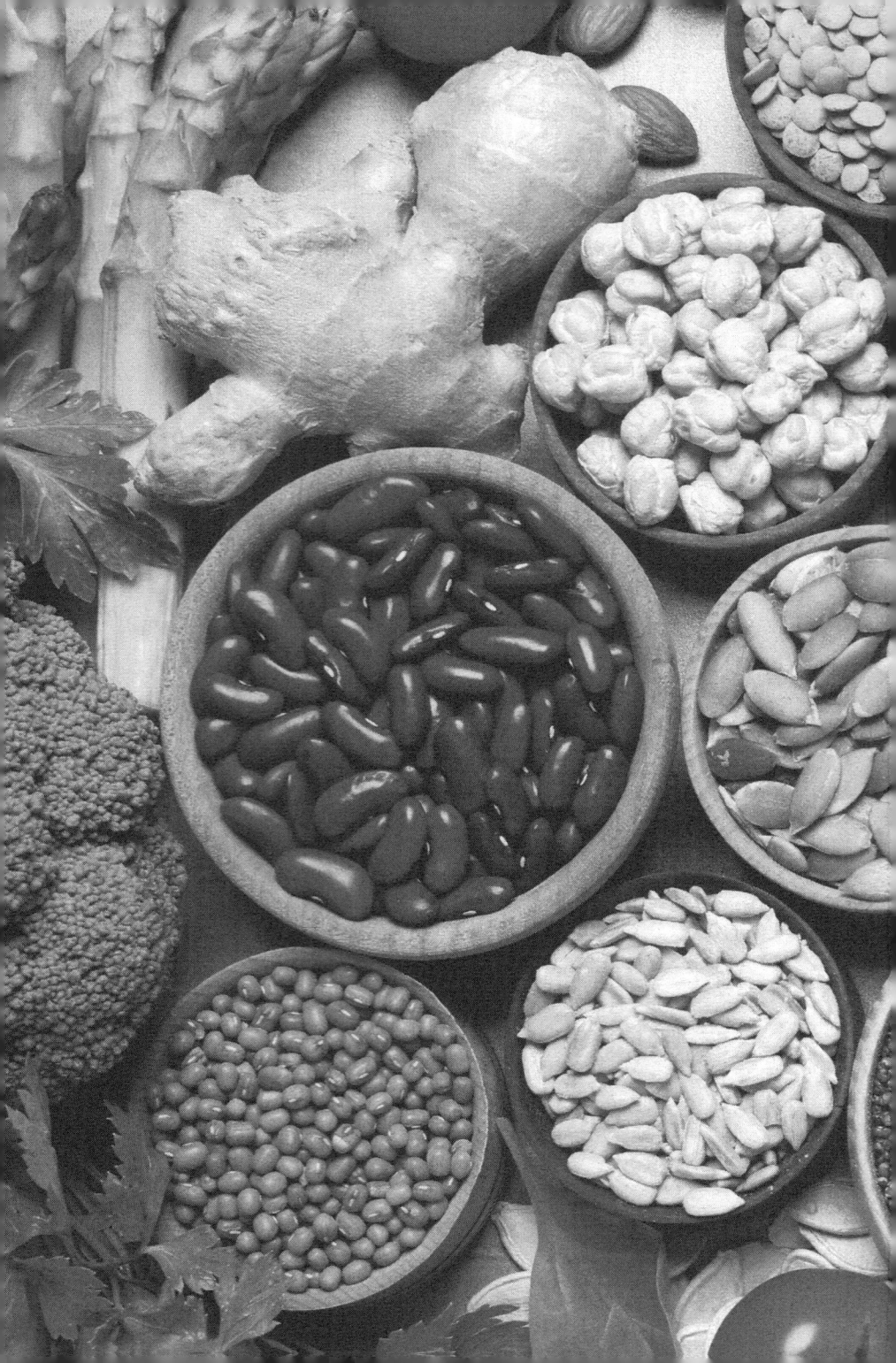

Apresentação

Este livro é um convite à compreensão aprofundada da dietoterapia chinesa, um campo que alia os conhecimentos da medicina tradicional chinesa (MTC) às demandas e necessidades da sociedade atual. A alimentação, além de sua função primordial de sustentar o corpo, é considerada um elemento central no equilíbrio entre o físico, o emocional e o energético, refletindo a riqueza de uma abordagem que ultrapassa gerações.

No Capítulo 1, apresentamos os fundamentos da dietoterapia chinesa, com ênfase em conceitos provenientes do Ayurveda e da fitoterapia. São enfocados também os horários apropriados para a alimentação, a influência das estações do ano na escolha dos alimentos e os impactos socioambientais que moldam as práticas alimentares. Esse capítulo estabelece as bases teóricas para os tópicos desenvolvidos no decorrer da obra.

O Capítulo 2 aborda os pilares da MTC aplicados à nutrição. São examinados aspectos históricos, o significado do Qi, o equilíbrio entre Yin e Yang e a relação entre o Wu Xing (os cinco elementos) e a alimentação. Esse capítulo permite ao leitor compreender as conexões entre os fundamentos da MTC e a prática dietoterápica.

No Capítulo 3, exploramos a influência das características térmicas dos alimentos no equilíbrio do organismo, descrevendo suas classificações com relação à natureza quente, fria ou neutra, além das combinações adequadas para otimizar benefícios nutricionais. Esse capítulo também destaca o papel dos alimentos funcionais, oferecendo uma visão analítica sobre sua aplicação prática.

O Capítulo 4 destaca a relevância contemporânea da dietoterapia chinesa, discutindo adaptações de seus princípios às necessidades modernas. Para isso, detalhamos o papel preventivo da alimentação em doenças, sua integração com outras práticas da MTC e sua compatibilidade com diretrizes alimentares atuais, como o *Guia alimentar para a população brasileira* (Brasil, 2014b).

No Capítulo 5, a obra se aprofunda na aplicação da dietoterapia a condições clínicas específicas, abordando temas como a alimentação em casos de câncer, doenças crônicas degenerativas e condições agudas, além de orientações específicas para gestantes e crianças. Esse capítulo também explora a integração entre a dietoterapia e a acupuntura, consolidando uma abordagem abrangente da prática clínica.

Por fim, o Capítulo 6 apresenta as pesquisas mais recentes na área da dietoterapia chinesa, evidenciando as tendências emergentes em nutrição integrativa, os desafios impostos pelo cenário atual e a incorporação de tecnologias na prática dietoterápica. São apontados alguns caminhos para o desenvolvimento pessoal e profissional na área, alinhando-se tradição e inovação.

Boa leitura!

Como aproveitar ao máximo este livro

Empregamos nesta obra recursos que visam enriquecer seu aprendizado, facilitar a compreensão dos conteúdos e tornar a leitura mais dinâmica. Conheça a seguir cada uma dessas ferramentas e saiba como estão distribuídas no decorrer deste livro para bem aproveitá-las.

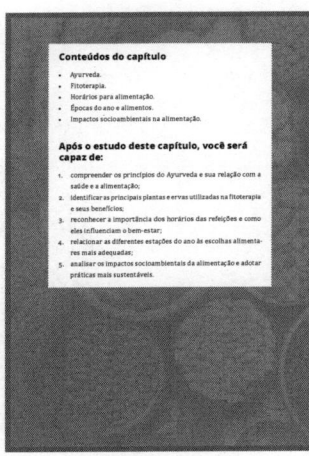

Conteúdos do capítulo

Logo na abertura do capítulo, relacionamos os conteúdos que nele serão abordados.

Após o estudo deste capítulo, você será capaz de:

Antes de iniciarmos nossa abordagem, listamos as habilidades trabalhadas no capítulo e os conhecimentos que você assimilará no decorrer do texto.

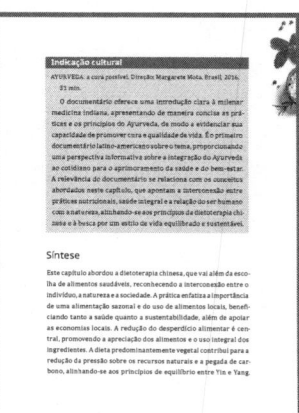

Indicações culturais

Para ampliar seu repertório, indicamos conteúdos de diferentes naturezas que ensejam a reflexão sobre os assuntos estudados e contribuem para seu processo de aprendizagem.

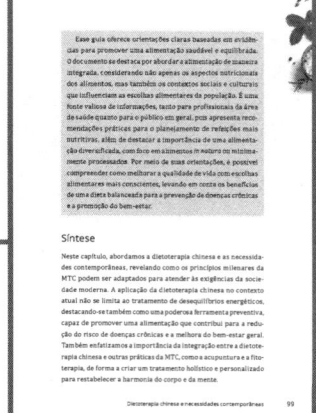

Síntese

Ao final de cada capítulo, relacionamos as principais informações nele abordadas a fim de que você avalie as conclusões a que chegou, confirmando-as ou redefinindo-as.

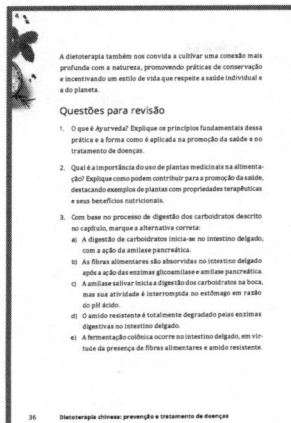

Questões para revisão

Ao realizar estas atividades, você poderá rever os principais conceitos analisados. Ao final do livro, disponibilizamos as respostas às questões para a verificação de sua aprendizagem.

Questões para reflexão

Ao propormos estas questões, pretendemos estimular sua reflexão crítica sobre temas que ampliam a discussão dos conteúdos tratados no capítulo, contemplando ideias e experiências que podem ser compartilhadas com seus pares.

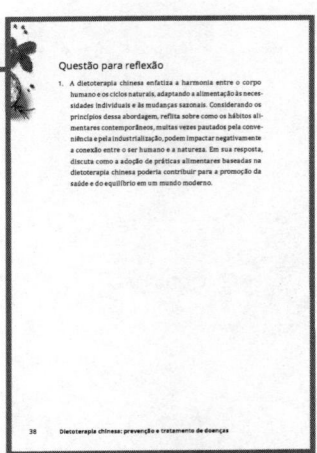

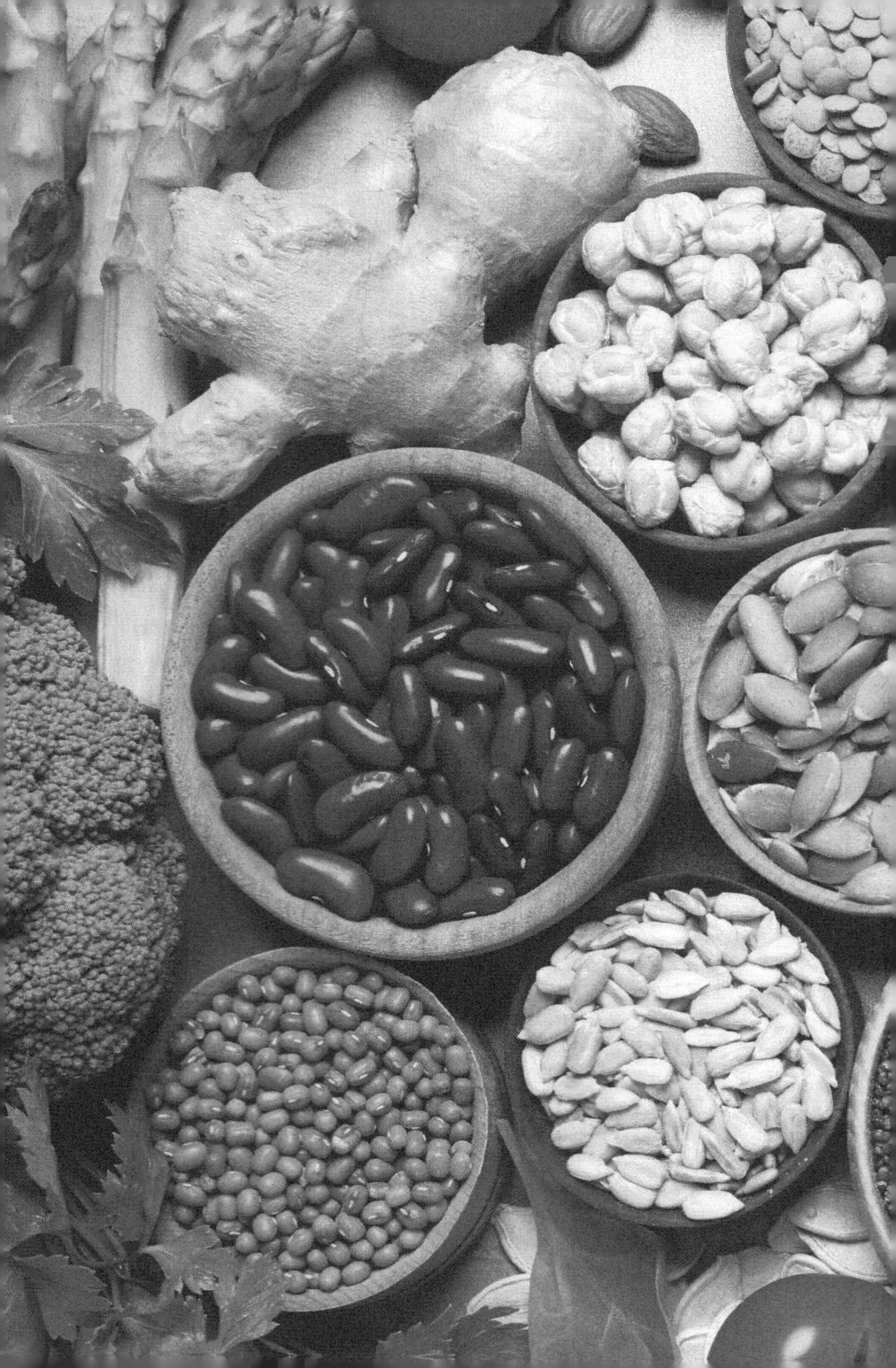

Capítulo 1
Princípios da dietoterapia chinesa

Conteúdos do capítulo

- Ayurveda.
- Fitoterapia.
- Horários para alimentação.
- Épocas do ano e alimentos.
- Impactos socioambientais na alimentação.

Após o estudo deste capítulo, você será capaz de:

1. compreender os princípios do Ayurveda e sua relação com a saúde e a alimentação;
2. identificar as principais plantas e ervas utilizadas na fitoterapia e seus benefícios;
3. reconhecer a importância dos horários das refeições e como eles influenciam o bem-estar;
4. relacionar as diferentes estações do ano às escolhas alimentares mais adequadas;
5. analisar os impactos socioambientais da alimentação e adotar práticas mais sustentáveis.

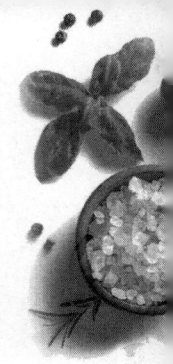

A dietoterapia chinesa é uma abordagem nutricional que faz parte da medicina tradicional chinesa (MTC), uma prática milenar voltada à promoção da saúde e ao equilíbrio do corpo. Essa terapia não se limita ao valor nutricional dos alimentos, considerando também suas propriedades energéticas e a forma como estas interagem com o organismo. A ideia central é que a alimentação pode atuar como um remédio, ajudando a prevenir doenças e a manter o bem-estar ao harmonizar as energias do corpo (Kurebayashi et al., 2018).

Essa prática se fundamenta em conceitos importantes da filosofia chinesa, como a teoria dos cinco elementos e os princípios do Yin e Yang. A teoria dos cinco elementos relaciona os alimentos a cinco categorias: (1) madeira, (2) fogo, (3) terra, (4) metal e (5) água, que se conectam a diferentes órgãos do corpo e a suas funções. Por sua vez, os conceitos de Yin e Yang enfatizam a necessidade de equilíbrio entre energias opostas: o Yin representa características frias e femininas, enquanto o Yang simboliza qualidades quentes e masculinas (Coutinho; Dulcetti, 2015). Assim, a dietoterapia chinesa visa restaurar esse equilíbrio por meio da escolha adequada dos alimentos.

Além de suas raízes filosóficas, a dietoterapia chinesa também considera a natureza cíclica da vida e a influência das estações do ano sobre nossas necessidades alimentares. Alimentos específicos são recomendados em diferentes épocas do ano para ajudar a manter a saúde e o bem-estar. Portanto, a dietoterapia nos ensina sobre as propriedades dos alimentos e nos orienta para que possamos utilizá-los de modo eficaz para equilibrar os processos do corpo, alinhando-se aos princípios da MTC (Arantes, 2022).

Neste capítulo, vamos explorar mais a fundo a dietoterapia chinesa, suas origens na filosofia taoísta e a contribuição dessa sabedoria milenar para nos ajudar a entender a importância dos alimentos em nossa vida.

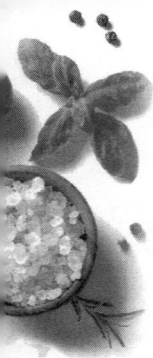

1.1 Alimentação como recurso de tratamento

A ideia de usar a alimentação como forma de tratamento é antiga e faz parte de várias culturas ao redor do mundo. Essa prática, chamada de *dietoterapia* ou *nutrição medicinal*, reconhece que os alimentos não servem apenas para nutrir, podendo se constituir também em ferramentas poderosas para curar e manter nossa saúde.

Na **medicina tradicional chinesa (MTC)**, por exemplo, a dietoterapia é fundamental. Os chineses acreditam que os alimentos têm características específicas, como calor ou frio, e sabores particulares, como amargo ou doce, que podem afetar o equilíbrio do corpo. Assim, escolher os alimentos certos pode ajudar a corrigir desequilíbrios e tratar problemas de saúde de modo natural (Arantes, 2022).

Hoje, a medicina moderna reconhece cada vez mais a importância da alimentação na promoção da saúde e no tratamento de várias condições médicas. A nutrição é uma parte essencial de muitos tratamentos, e dietas específicas são recomendadas para lidar com problemas como diabetes, doenças cardíacas e alergias alimentares.

Outra tradição importante é o **Ayurveda**, um sistema de medicina tradicional da Índia que surgiu há mais de 3 mil anos. Esse sistema destaca a importância da dieta para manter o equilíbrio dos *doshas*, que são os três princípios biológicos que governam o corpo humano. A escolha de alimentos e especiarias é essencial para a saúde e a prevenção de doenças, muitas vezes sendo usada como tratamento.

A palavra *Ayurveda* deriva do sânscrito e significa "ciência da vida"; sua prática está profundamente ligada à filosofia e busca entender a natureza da vida e a harmonia entre o corpo, a mente

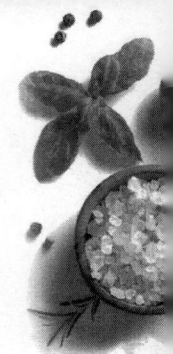

e o espírito (Mello e Souza, 2019). Desse modo, não é apenas um método de cura, mas uma forma de viver que visa promover a saúde e o bem-estar em todos os níveis.

Historicamente, o Ayurveda foi desenvolvido por sábios e médicos antigos, cujos conhecimentos foram passados de geração em geração. Textos clássicos, como o *Charaka Samhita* (Agnivesa, 1972) e o *Sushruta Samhita* (Nagarjuna, 1991), são considerados as fundações dessa prática, abordando temas que vão desde a anatomia e a fisiologia até métodos de diagnóstico e tratamento. O Ayurveda tem influenciado não apenas a medicina na Índia, mas também outras tradições de cura ao redor do mundo.

Na prática, o Ayurveda utiliza uma variedade de métodos para promover a saúde, o que inclui o uso de plantas medicinais e ervas escolhidas com base nas necessidades individuais e nas condições de saúde. Por exemplo, o açafrão é conhecido por suas propriedades anti-inflamatórias, e a tulsi (manjericão sagrado) é usada para fortalecer o sistema imunológico. Ademais, a alimentação personalizada é fundamental; os alimentos são selecionados não apenas por seu valor nutricional, mas também por suas qualidades energéticas.

O Ayurveda também utiliza elementos como cores, sons e aromas para criar um ambiente de cura. As massagens, muitas vezes realizadas com óleos medicinais, ajudam a relaxar o corpo e a mente, e práticas de yoga promovem a flexibilidade e a força, além de facilitar a meditação.

Um aspecto central do Ayurveda é o conceito de *doshas*, os três princípios biológicos que representam diferentes combinações de elementos, como já mencionado: (1) Vata, (2) Pitta e (3) Kapha. Esses princípios estão associados a características específicas e influenciam tanto o corpo quanto a mente. Cada pessoa tem uma constituição única, e o Ayurveda busca equilibrar esses *doshas*, reconhecendo que todos têm características e necessidades diferentes.

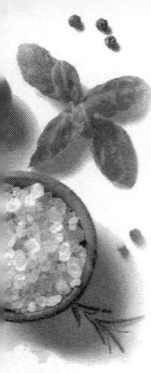

Por exemplo, alguém com um *dosha* predominante em Vata pode precisar de alimentos mais quentes e úmidos, ao passo que uma pessoa com Pitta pode se beneficiar de uma dieta mais refrescante.

Além disso, o Ayurveda classifica os alimentos em seis sabores: (1) doce, (2) azedo, (3) salgado, (4) picante, (5) amargo e (6) adstringente, que são relacionados aos cinco elementos: (1) terra, (2) água, (3) fogo, (4) ar e (5) éter. Cada sabor e elemento tem um impacto diferente no corpo, e a combinação adequada deles ajuda a manter a saúde e o equilíbrio.

Figura 1.1 – Preparação da medicina ayurvédica

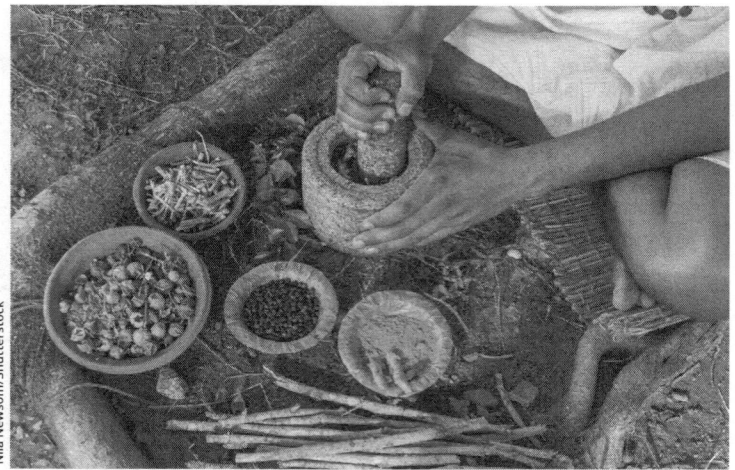

Os antigos sábios indianos perceberam como os cinco elementos naturais influenciam os seres humanos, relacionando-os aos *doshas*, os princípios que regem nossa constituição física e mental. O Ayurveda ensina que manter a harmonia pessoal, identificada pelos *doshas*, é fundamental para prevenir doenças e promover a saúde. Isso significa que a abordagem ayurvédica valoriza a personalização dos cuidados, levando em conta a constituição única

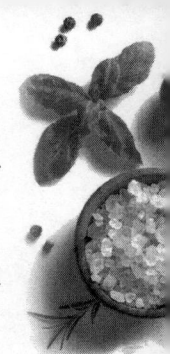

de cada pessoa, mas também reconhecendo como os hábitos diários podem intensificar esses elementos e causar desarmonias (Purushotham; Hankey, 2021).

A medicina ayurvédica oferece orientações sobre como usar alimentos, aromas, pedras, exercícios e meditações para equilibrar os *doshas*, ajudando, assim, na prevenção e no tratamento de doenças (Mello e Souza, 2019).

Realizar uma consulta com base nos princípios do Ayurveda é uma maneira eficaz de melhorar a qualidade de vida. Essa prática envolve adaptar a alimentação e o estilo de vida de acordo com os ensinamentos milenares dessa prática. Conhecer seu biótipo individual, entender os fatores que podem afetar sua saúde e fazer ajustes no dia a dia são passos essenciais para alcançar essa harmonia. Dessa forma, promove-se um equilíbrio nas relações consigo mesmo, com os outros e com a natureza (Gasperi; Raduns, Ghiorzi, 2008).

1.2 Plantas: alimentos ou medicamentos?

O uso de plantas para tratamento é uma prática muito antiga, que data de milhares de anos. Isso sempre teve um papel importante em várias práticas tradicionais de medicina, como a chinesa, a tibetana e a indiana. No Brasil, essa tradição começou com as comunidades indígenas e foi incorporada pelos portugueses desde os primeiros contatos, continuando a ser relevante até hoje.

O uso de plantas medicinais e seus derivados vem crescendo como uma forma de tratamento, tanto na medicina tradicional quanto em programas que incentivam a fitoterapia, que é o uso de plantas para fins terapêuticos. Aproximadamente 25% dos medicamentos disponíveis no mundo provêm, de alguma forma,

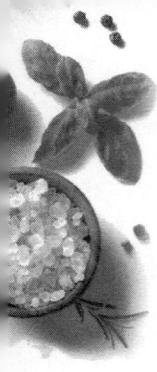

de princípios ativos de plantas (Galucio et al., 2021). Isso torna a preservação da biodiversidade muito importante, já que ela afeta diretamente a produção de medicamentos.

O Brasil, com sua rica biodiversidade, estimula o uso de plantas medicinais. O governo tem criado programas para regulamentar e promover a pesquisa nessa área. A Política Nacional de Práticas Integrativas e Complementares (PNPIC) no Sistema Único de Saúde (SUS) (Brasil, 2006c) e a Política Nacional de Plantas Medicinais e Medicamentos Fitoterápicos (Corrêa; Rodrigues; Barbano, 2006) refletem o crescente interesse tanto da população, que busca tratamentos naturais, quanto da indústria farmacêutica e do setor regulatório.

Nesse contexto, os produtos feitos de plantas podem ser classificados como alimentos ou medicamentos, dependendo de como são usados. A legislação brasileira define diferentes categorias, como alimentos, plantas medicinais, fitoterápicos e produtos tradicionais fitoterápicos, cada uma com suas próprias regras. São inúmeras resoluções e atualizações; assim, o indicado é acompanhá-las diretamente no *site* da Agência Nacional de Vigilância Sanitária (Anvisa). No caso dos fitoterápicos, por exemplo, as resoluções de maior destaque são: a Resolução da Diretoria Colegiada – RDC n. 26, de 13 de maio de 2014 (Brasil, 2014a), e, mais recente, a Resolução RDC n. 833, de 11 de dezembro de 2023 (Brasil, 2023), que atualiza o Formulário de Fitoterápicos da Farmacopeia Brasileira, 2ª edição.

No Brasil, a regulamentação dos produtos de origem vegetal é feita por várias leis e normativas. É fundamental que os profissionais da área fiquem atentos a todos os fatores que podem influenciar a classificação desses produtos. Entender os termos e as definições é essencial para determinar a categoria correta, o que ajuda a orientar as ações com relação aos órgãos reguladores.

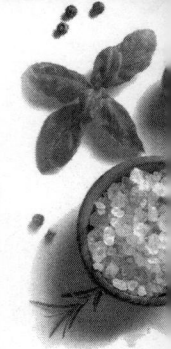

Essas informações são úteis para as indústrias que produzem esses produtos, permitindo que elas sigam as normas legais de maneira adequada. Além disso, facilitam o trabalho dos órgãos reguladores em todos os níveis – municipal, estadual e federal – e indicam para o consumidor as bases legais que regem os produtos que ele utiliza.

Esclarecer a população, os produtores e o setor regulatório sobre as questões relacionadas aos fitoterápicos e aos alimentos feitos de plantas é muito importante para a saúde pública. Com o aumento do consumo de produtos de origem vegetal, é fundamental promover o uso consciente e responsável desses itens.

Figura 1.2 – Chá de ervas

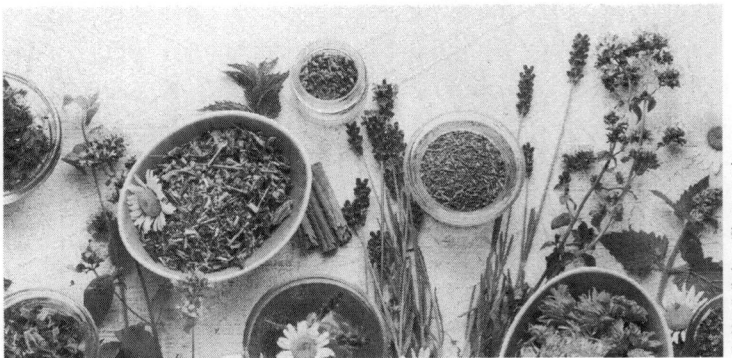

1.3 Metabolismo e fisiologia energética da digestão

Os processos do metabolismo e da digestão são fundamentais para que nosso corpo obtenha e use energia. Para entender como tudo isso funciona, é preciso olhar para a interação entre os alimentos

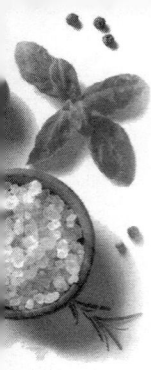

que comemos, o sistema digestivo e como os nutrientes são convertidos em energia.

O metabolismo é o conjunto de reações químicas indispensáveis para a manutenção da vida, dividindo-se em dois processos principais: catabolismo e anabolismo. O **catabolismo** é responsável pela quebra de moléculas complexas em partes menores, liberando energia para o organismo. Durante a digestão, os macronutrientes – proteínas, carboidratos e gorduras – são degradados em componentes mais simples. Um exemplo disso é a transformação de proteínas em aminoácidos.

Já o **anabolismo**, por sua vez, é o processo inverso. Durante essa atividade, as moléculas simples são utilizadas para construir compostos mais complexos, essenciais para o crescimento e a reparação do organismo. Nesse caso, por exemplo, os aminoácidos podem ser usados na síntese de proteínas que formam músculos e tecidos. (Mahan; Escott-Stump; Raymond, 2013). Com relação à digestão, esta começa na boca, onde os alimentos são mastigados e misturados com a saliva, a qual contém enzimas que ajudam a quebrar os alimentos. Em seguida, o que chamamos de *bolo alimentar* desce para o estômago, onde passa por mais processos de digestão, incluindo a ação do suco gástrico. O intestino delgado é onde ocorre a maior parte da digestão e da absorção de nutrientes; nele, enzimas do pâncreas e da bile são liberadas para ajudar a decompor proteínas, gorduras e carboidratos em suas partes mais simples: aminoácidos, ácidos graxos e glicose, respectivamente.

Figura 1.3 – Anatomia do sistema digestivo: pâncreas, vesícula biliar, ducto biliar, fígado e intestino grosso

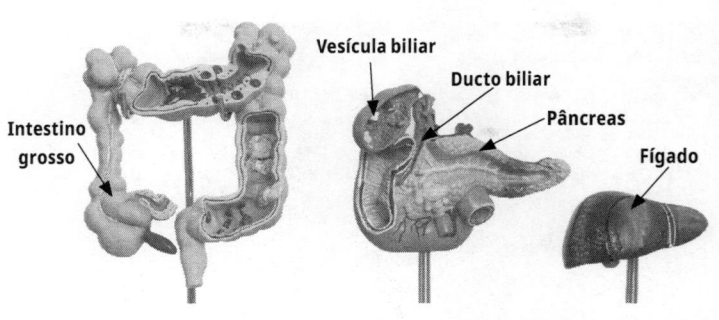

Depois de serem absorvidos no intestino delgado, os nutrientes entram na corrente sanguínea e são levados para as células do corpo. A glicose, por exemplo, é uma importante fonte de energia para as células. Ela é convertida em ATP durante um processo chamado *respiração celular*, que acontece nas mitocôndrias, as "fábricas de energia" das células. O ATP é a forma como o corpo armazena e utiliza energia para realizar várias funções, como fazer o coração bater, pensar e mover os músculos (Mahan; Escott-Stump; Raymond, 2013).

O equilíbrio energético do corpo é mantido pela quantidade de calorias que ingerimos dos alimentos e pela energia que gastamos. Quando consumimos mais calorias do que precisamos, o excesso é armazenado nas células de gordura. Por outro lado, se não consumimos calorias suficientes, o corpo começa a usar essas reservas para atender a suas necessidades energéticas.

É importante notar que a eficiência da digestão e do metabolismo pode variar de pessoa para pessoa. Isso é influenciado por fatores como genética, estilo de vida, idade e saúde geral. Por exemplo, distúrbios metabólicos, como o diabetes, podem afetar a maneira como o corpo regula a glicose e utiliza a energia de

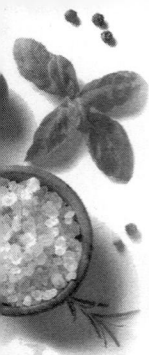

modo eficaz. A seguir, veremos mais detalhadamente como ocorre a digestão dos macronutrientes.

Digestão dos macronutrientes

- **Carboidratos:** para entender como funciona o processo digestivo, é importante saber que os carboidratos precisam ser quebrados em moléculas menores para serem absorvidos. Por exemplo, os polissacarídeos não podem ser absorvidos em sua forma original – eles precisam ser fragmentados. A digestão dos carboidratos começa na boca, onde a enzima amilase, presente na saliva, começa a quebrar esse tipo de nutriente. Quando o alimento chega ao estômago, a ação da amilase para, porque o ambiente é muito ácido. Nesse momento, o bolo alimentar se mistura com o ácido gástrico. Quando o alimento passa para o intestino delgado, o pH muda, permitindo que outras enzimas, como a amilase pancreática e a glicoamilase, continuem a quebrar os carboidratos. Nessa fase, os polissacarídeos já foram reduzidos a moléculas menores, facilitando sua absorção pelas microvilosidades do intestino. No entanto, algumas partes dos carboidratos, como as fibras alimentares e o amido resistente, não são absorvidas. As fibras são resistentes às enzimas digestivas e têm funções importantes, como ajudar no trânsito intestinal, aumentar a sensação de saciedade e diminuir a absorção de algumas substâncias. O amido resistente, que é semelhante às fibras, também passa pelo sistema digestivo sem ser quebrado. Ambos seguem para o intestino grosso, onde

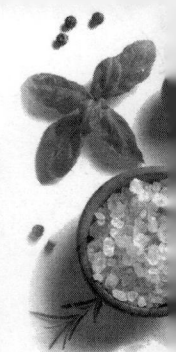

ocorrem processos de fermentação, e os efeitos variam de acordo com o tipo de fibra presente nos alimentos.
- **Proteínas:** assim como os carboidratos, as proteínas são moléculas grandes que precisam ser quebradas em aminoácidos para que nosso corpo consiga absorvê-las de maneira eficiente. Para isso, as proteínas têm de passar por um processo chamado *desnaturação*, que altera sua estrutura. A digestão das proteínas começa na boca, onde os alimentos são triturados e umedecidos pela saliva, mas não há ação de enzimas nessa fase. Depois de engolido, o alimento vai para o estômago, onde a acidez do ambiente provoca a desnaturação das proteínas. Isso facilita a ação de enzimas, que vão quebrá-las em pedaços menores. É importante lembrar que a eficiência desse processo depende da quantidade de enzimas disponíveis, o que pode fazer com que a digestão das proteínas leve mais tempo. No intestino delgado, a enzima enteroquinase tem um papel importante, pois transforma o tripsinogênio em tripsina. Essa enzima age nas proteínas, dividindo-as em peptídeos menores e aminoácidos, que são, então, absorvidos pelas células do intestino (chamadas *enterócitos*). A maior parte da absorção de proteínas acontece no intestino delgado. O que sobra segue para o intestino grosso, onde é fermentado no cólon e, em seguida, excretado. Esse processo mostra como as proteínas passam por várias etapas no sistema digestivo, destacando a importância de cada fase para garantir que esses nutrientes essenciais sejam bem absorvidos.
- **Lipídios:** a digestão dos lipídios começa na boca, onde a enzima lipase inicia a quebra desses nutrientes importantes. Depois que engolimos o alimento, ele vai

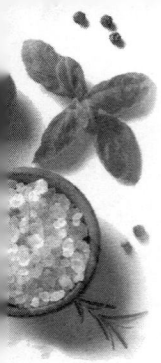

para o estômago, onde a lipase gástrica continua a decomposição dos lipídios. Contudo, é no intestino delgado que a digestão dos lipídios realmente acontece. O hormônio colecistocinina (CCK) é fundamental nesse processo, pois sinaliza à vesícula biliar para liberar a bile. A bile é importante porque ajuda a emulsificar os alimentos, ou seja, a dividir as gorduras em partículas menores, facilitando a ação das lipases, tanto intestinal quanto gástrica. Isso resulta na quebra dos lipídios em monoglicerídeos, ácidos graxos e glicerol, que são formas mais fáceis de serem absorvidas. É na parte final do intestino delgado que a absorção desses componentes ocorre. O que chega ao intestino grosso é principalmente o colesterol, que se juntou às fibras alimentares, formando uma substância que será excretada do corpo ao final do processo.

1.4 Horários para refeições

Na dietoterapia chinesa, prestar atenção aos horários das refeições é muito importante para manter o equilíbrio e promover a saúde do corpo. Essa abordagem nutricional, que tem raízes na MTC, concentra-se no que comemos e no quando comemos como aspectos essenciais para o bem-estar.

A MTC considera que o corpo humano segue ritmos naturais ligados aos ciclos do dia e das estações. Esses ritmos estão alinhados aos princípios do Yin e Yang da filosofia taoísta, que são fundamentais para manter o equilíbrio. O Yin representa o aspecto passivo, feminino e fresco, e o Yang representa o ativo, masculino

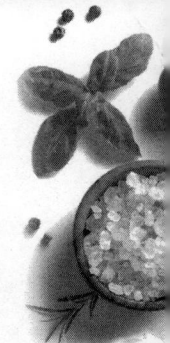

e quente. O equilíbrio entre essas duas forças é importante para a saúde (Arantes, 2022).

Na dietoterapia chinesa, os planos alimentares são criados para manter ou restaurar o equilíbrio entre Yin e Yang no corpo. Isso se reflete nos horários das refeições e nas escolhas alimentares. Algumas diretrizes sobre os horários de alimentação na dietoterapia chinesa estão descritas no Quadro 1.1, a seguir.

Quadro 1.1 – Recomendação de horários para alimentação

Café da manhã	É recomendável começar o dia com um café da manhã substancial e equilibrado, preferencialmente por volta das 7h às 9h, que é considerado um período mais Yang. Uma refeição da manhã ajuda a ativar o metabolismo e fornece energia para o dia. Recomendação para o paciente: inicie o dia com alimentos leves e facilmente digestíveis, como mingau de arroz ou cereais integrais, para suavizar gradualmente o sistema digestivo e proporcionar energia sustentada ao longo da manhã.
Almoço	O almoço deve ser a refeição principal do dia e deve ocorrer entre 11h e 13h, outro período Yang. Nessa refeição, é aconselhável incluir uma variedade de alimentos, como grãos, legumes, proteínas e vegetais. Recomendação para o paciente: opte por uma refeição substancial durante o horário do almoço, incorporando uma variedade de alimentos, como grãos integrais, vegetais cozidos e proteínas magras. Este é o momento ideal para fornecer ao corpo nutrientes essenciais para sustentar a energia durante a tarde.
Lanche da tarde	Por volta das 15h às 17h, que é um período de transição de Yang para Yin, pode ser adequado um lanche leve. Escolhas saudáveis incluem frutas frescas, nozes ou chás de ervas. Recomendação para o paciente: escolha opções de lanches leves, como frutas frescas, nozes ou chás de ervas. Esse lanche ajuda a manter um nível estável de energia e prepara o corpo para as atividades da tarde.

(continua)

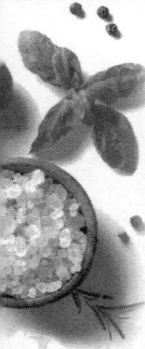

(Quadro 1.1 – conclusão)

Jantar	O jantar deve ser leve e ocorrer antes das 20h, quando o corpo está entrando no período Yin. Alimentos mais leves, como sopas, legumes e proteínas magras, são preferíveis para não sobrecarregar o sistema digestivo durante o período de descanso. Recomendação para o paciente: prefira refeições mais leves à noite, concentrando-se em vegetais, sopas e proteínas magras. Evite alimentos pesados e de difícil digestão, permitindo que o corpo se prepare para o repouso noturno.
Ceia	Não é obrigatória. Caso seja realizada, deve-se optar por consumir os alimentos entre 21h e 22h. Recomendação para o paciente: se necessário, um pequeno lanche antes de dormir pode incluir opções como chás calmantes, iogurte ou frutas leves. Evite refeições volumosas para não sobrecarregar o sistema digestivo durante o sono.

É importante lembrar que as diretrizes apresentadas são gerais, e as recomendações específicas podem variar de acordo com a constituição de cada pessoa, as estações do ano e as condições de saúde individuais. A dietoterapia chinesa é muito personalizada, sempre levando em conta a singularidade de cada um.

Além disso, essa abordagem inclui conceitos importantes, como o Qi do estômago, que se refere à energia vital e à capacidade digestiva desse órgão. A qualidade desse Qi é fundamental para a boa absorção dos alimentos. Por isso, a escolha e o momento das refeições são essenciais para manter e otimizar essa energia (Arantes, 2022).

A dietoterapia chinesa é adaptável e pode ser ajustada conforme as necessidades específicas de cada indivíduo. Considerando-se não apenas o que se come, mas também quando se come, a dieta é moldada para maximizar os benefícios à saúde.

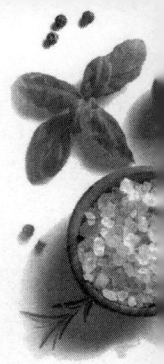

1.5 Alimentação conforme as estações do ano

A dietoterapia chinesa enfatiza a importância de ajustar a alimentação conforme as estações do ano, reconhecendo que essa prática ajuda a manter a harmonia com a natureza e a saúde ao longo do tempo. Essa abordagem se baseia na ideia de que o corpo humano está conectado às mudanças das estações e, por isso, as escolhas alimentares devem refletir essas transições naturais.

No Brasil, as estações são bem definidas: verão, outono, inverno e primavera, e cada uma traz características diferentes. Por exemplo, o verão, que vai de dezembro a março, é quente e tem dias mais longos, com muita chuva em algumas regiões. Durante essa época, alimentos mais refrescantes, como saladas e frutas, são recomendados.

No outono, de março a junho, as temperaturas começam a ficar mais amenas e as folhas das árvores caem. Nessa época, podem ser incluídos mais alimentos quentes e reconfortantes, como sopas e grãos.

O inverno, que ocorre de junho a setembro, traz temperaturas mais frias, especialmente nas regiões Sul e Sudeste do país. Nesse período, é bom consumir pratos quentes, como ensopados e chás, que ajudam a aquecer o corpo.

Finalmente, a primavera, de setembro a dezembro, é um tempo de renovação, com flores e clima ameno. Alimentos leves e frescos, como vegetais e frutas da estação, são ideais.

A seguir, Quadro 1.2 apresenta orientações gerais da dietoterapia chinesa sobre como se pode adaptar a alimentação para cada estação, ajudando a equilibrar a energia do corpo e fortalecer a saúde.

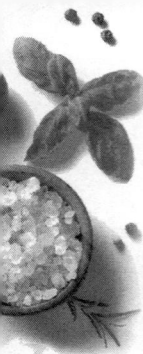

Quadro 1.2 – Orientações nutricionais de acordo com as estações do ano

Primavera	A primavera é considerada uma estação de renovação e crescimento. Para acompanhar essa energia, é recomendável incluir alimentos frescos e vibrantes na dieta, como brotos, verduras de folhas novas, ervas, e legumes verdes. Alimentos amargos, como rúcula e alcachofras, são benéficos, pois ajudam a desintoxicar o corpo e a estimular a função do fígado, que é associada à primavera na medicina chinesa. Evite alimentos pesados e gordurosos, já que o corpo não precisa do excesso de calor interno nessa estação. Recomendação para o paciente: priorize alimentos frescos e de cores vibrantes, como brotos, folhas verdes e vegetais crucíferos. Opte por métodos de cocção mais leves, como vapor ou salteado, para preservar a vitalidade dos alimentos.
Verão	O verão é uma estação quente e ativa. Para equilibrar o calor, a alimentação deve incluir alimentos que hidratem e refresquem, como melancia, pepino e frutas cítricas. Alimentos amargos e picantes, como endro e pimenta, podem ajudar a dispersar o calor interno do corpo. Evite alimentos excessivamente quentes e pesados, pois podem sobrecarregar o corpo durante os meses mais quentes. Recomendação para o paciente: inclua frutas suculentas, vegetais de folhas verdes escuras e alimentos refrescantes, como pepino e melancia. Prefira métodos de cocção que envolvam menos calor, como saladas e preparações rápidas.
Outono	No outono, a dieta deve incluir alimentos que nutrem o sistema imunológico e fortalecem os pulmões, visto que essa estação está associada ao elemento metal na medicina chinesa. Alimentos como abóbora, batata-doce, gengibre e alho são recomendados para fortalecer o sistema imunológico. É um bom momento para consumir alimentos ligeiramente mais quentes e cozidos, preparados com métodos como o cozimento, para apoiar o corpo à medida que a temperatura começa a esfriar. Recomendação para o paciente: introduza alimentos de cores quentes, como abóbora e raízes, e inclua grãos integrais e proteínas mais substanciais. Opte por métodos de cocção que acentuem o sabor, como assar e cozinhar no vapor.

(continua)

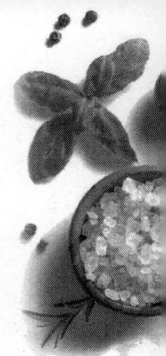

(Quadro 1.2 – conclusão)

Inverno	O inverno é uma estação fria e introspectiva. Para se aquecer, é apropriado consumir alimentos que fornecem calor interno, como sopas, guisados e alimentos cozidos lentamente. Alimentos mais quentes, como alho, cebola, canela e raízes, são benéficos para manter o calor do corpo. Evite alimentos muito frios ou crus, pois podem prejudicar a digestão e a energia do corpo durante o inverno. Recomendação para o paciente: escolha alimentos mais densos e nutritivos, como sopas, guisados e grãos inteiros. Integre raízes e tubérculos para promover a sustentação energética durante o período mais frio.

1.6 Impactos socioambientais na alimentação

A escolha de alimentos pode impactar nossa saúde, o meio ambiente e a sociedade de maneira significativa. Uma abordagem que enfatiza essa interconexão busca promover uma alimentação equilibrada e em harmonia com a natureza.

Um princípio importante é a preferência por alimentos locais e sazonais. Optar por frutas e vegetais que estão na época ajuda a reduzir a emissão de carbono associada ao transporte de alimentos por longas distâncias. Além de beneficiar o meio ambiente, essa prática fortalece as economias locais, apoiando os agricultores da região. Nesse cenário, a dietoterapia chinesa valoriza essa ideia ao recomendar ingredientes que estão disponíveis na estação, como frutas cítricas no inverno para fortalecer o sistema imunológico.

Uma alimentação rica em vegetais também se destaca nesse contexto. Incluir pratos à base de legumes, grãos e frutas, como uma salada variada ou um ensopado, pode melhorar nossa saúde e diminuir a pressão sobre os recursos naturais. A dietoterapia chinesa sugere uma alimentação predominantemente vegetal,

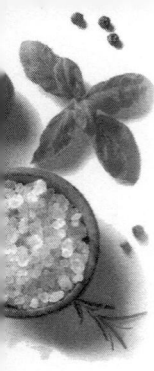

com alimentos como tofu, que é uma fonte proteica sustentável, e verduras que são facilmente cultivadas.

A valorização da comida e a redução do desperdício são outras práticas importantes. Aproveitar partes de vegetais que normalmente seriam descartadas, como cascas e talos, em sopas ou caldos, não apenas diminui o desperdício como também aumenta a conscientização sobre o valor dos recursos naturais. Nesse sentido, a dietoterapia chinesa encoraja o uso integral dos alimentos, como o aproveitamento de folhas de nabo ou rabanete, que são ricas em nutrientes e sabor.

Outro ponto importante é o cultivo sustentável de ervas medicinais como uma maneira de apoiar a conservação ambiental. Plantar ervas em casa ou em hortas comunitárias auxilia na preservação dessas espécies, além de incentivar práticas agrícolas responsáveis. Assim, a dietoterapia chinesa valoriza o uso de ervas não apenas para temperar, mas também para promover a saúde, como o consumo de hortelã para ajudar na digestão.

Por fim, fica claro que essa abordagem se estende a um estilo de vida que valoriza práticas ecológicas. Ações simples, como compostar resíduos orgânicos, reduzir o uso de plásticos e optar por produtos de limpeza ecológicos, contribuem para uma mentalidade de respeito pela natureza e fazem parte dos princípios da dietoterapia chinesa – que também sugere a prática de atividades como Tai Chi, que promovem o bem-estar físico e mental, alinhando-se ao respeito pelo meio ambiente e à busca por harmonia em todas as áreas da vida.

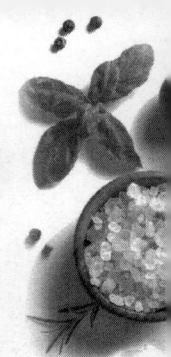

> **Indicação cultural**
>
> AYURVEDA: a cura possível. Direção: Margarete Mota. Brasil, 2016. 31 min.
>
> O documentário oferece uma introdução clara à milenar medicina indiana, apresentando de maneira concisa as práticas e os princípios do Ayurveda, de modo a evidenciar sua capacidade de promover cura e qualidade de vida. É o primeiro documentário latino-americano sobre o tema, proporcionando uma perspectiva informativa sobre a integração do Ayurveda ao cotidiano para o aprimoramento da saúde e do bem-estar. A relevância do documentário se relaciona com os conceitos abordados neste capítulo, que apontam a interconexão entre práticas nutricionais, saúde integral e a relação do ser humano com a natureza, alinhando-se aos princípios da dietoterapia chinesa e à busca por um estilo de vida equilibrado e sustentável.

Síntese

Este capítulo abordou a dietoterapia chinesa, que vai além da escolha de alimentos saudáveis, reconhecendo a interconexão entre o indivíduo, a natureza e a sociedade. A prática enfatiza a importância de uma alimentação sazonal e do uso de alimentos locais, beneficiando tanto a saúde quanto a sustentabilidade, além de apoiar as economias locais. A redução do desperdício alimentar é central, promovendo a apreciação dos alimentos e o uso integral dos ingredientes. A dieta predominantemente vegetal contribui para a redução da pressão sobre os recursos naturais e a pegada de carbono, alinhando-se aos princípios de equilíbrio entre Yin e Yang.

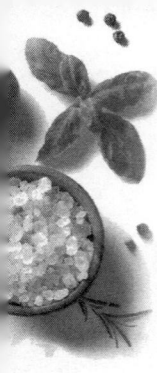

A dietoterapia também nos convida a cultivar uma conexão mais profunda com a natureza, promovendo práticas de conservação e incentivando um estilo de vida que respeite a saúde individual e a do planeta.

Questões para revisão

1. O que é Ayurveda? Explique os princípios fundamentais dessa prática e a forma como é aplicada na promoção da saúde e no tratamento de doenças.

2. Qual é a importância do uso de plantas medicinais na alimentação? Explique como podem contribuir para a promoção da saúde, destacando exemplos de plantas com propriedades terapêuticas e seus benefícios nutricionais.

3. Com base no processo de digestão dos carboidratos descrito no capítulo, marque a alternativa correta:
    a) A digestão de carboidratos inicia-se no intestino delgado, com a ação da amilase pancreática.
    b) As fibras alimentares são absorvidas no intestino delgado após a ação das enzimas glicoamilase e amilase pancreática.
    c) A amilase salivar inicia a digestão dos carboidratos na boca, mas sua atividade é interrompida no estômago em razão do pH ácido.
    d) O amido resistente é totalmente degradado pelas enzimas digestivas no intestino delgado.
    e) A fermentação colônica ocorre no intestino delgado, em virtude da presença de fibras alimentares e amido resistente.

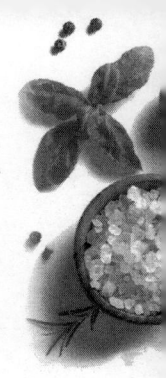

4. Na dietoterapia chinesa, os horários das refeições são considerados fundamentais para a promoção da saúde e o equilíbrio do corpo. Qual princípio da medicina tradicional chinesa (MTC) está diretamente relacionado a essa abordagem?
   a) A importância exclusiva dos alimentos quentes para a preservação da saúde.
   b) A interação dos ciclos diários e sazonais com os ritmos naturais do corpo, baseados nos princípios do Yin e Yang.
   c) A recomendação de evitar refeições à noite em razão da ausência de energia Yang.
   d) A priorização de refeições com alimentos ricos em proteínas para fortalecer o Qi do corpo.
   e) A rejeição de alimentos frescos e crus em virtude do predomínio do Yin em sua composição.

5. Na dietoterapia chinesa, a adaptação da alimentação conforme as estações do ano é uma prática importante para promover saúde e equilíbrio. Considerando-se essa abordagem e as características das estações no Brasil, qual alternativa reflete corretamente a orientação alimentar para o verão?
   a) Consumir alimentos quentes e energéticos para estimular o Yang do corpo.
   b) Priorizar alimentos frescos e hidratantes, como frutas aquosas e vegetais crus, para equilibrar o calor intenso.
   c) Evitar alimentos leves e frios, pois podem enfraquecer o Qi durante os dias mais longos.
   d) Aumentar o consumo de alimentos gordurosos para compensar o desgaste energético causado pelas altas temperaturas.
   e) Priorizar a ingestão de alimentos salgados para reter líquidos no organismo.

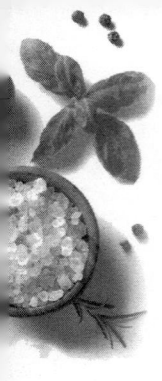

Questão para reflexão

1. A dietoterapia chinesa enfatiza a harmonia entre o corpo humano e os ciclos naturais, adaptando a alimentação às necessidades individuais e às mudanças sazonais. Considerando os princípios dessa abordagem, reflita sobre como os hábitos alimentares contemporâneos, muitas vezes pautados pela conveniência e pela industrialização, podem impactar negativamente a conexão entre o ser humano e a natureza. Em sua resposta, discuta como a adoção de práticas alimentares baseadas na dietoterapia chinesa poderia contribuir para a promoção da saúde e do equilíbrio em um mundo moderno.

Capítulo 2
Medicina tradicional chinesa aplicada

Conteúdos do capítulo

- História da medicina tradicional chinesa (MTC).
- O significado do Qi.
- Yin e Yang.
- Wu Xing (cinco elementos) e alimentação.

Após o estudo deste capítulo, você será capaz de:

1. compreender a evolução histórica da MTC e sua importância cultural e terapêutica;
2. explicar o conceito de Qi e sua relevância para a saúde e o bem-estar segundo a MTC;
3. identificar os princípios do Yin e Yang e como se aplicam à alimentação e ao equilíbrio do corpo;
4. descrever a teoria de Wu Xing e sua relação com os alimentos e a saúde.

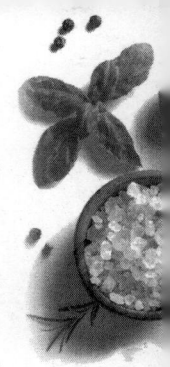

Neste estudo sobre a dietoterapia chinesa, abordaremos em detalhes os princípios básicos da medicina tradicional chinesa (MTC). Um conceito central explorado será a busca pela harmonia entre a mente e o corpo. Por exemplo, ao praticarmos meditação ou técnicas de respiração, podemos perceber como a calma mental pode influenciar a digestão e a saúde física. Essa conexão entre emoções e estado físico é fundamental para aplicar os ensinamentos da MTC, com o objetivo de alcançar um equilíbrio mais integrado. Além disso, vamos nos aprofundar nos fundamentos da MTC, como os princípios do Yin e Yang. Esses conceitos representam forças opostas que se complementam, como atividade e descanso, frio e calor. No dia a dia, isso pode refletir-se na escolha dos alimentos: por exemplo, em dias quentes, pratos refrescantes e leves podem ser mais adequados; em dias frios, alimentos mais quentes e substanciais ajudam a manter o equilíbrio.

Outro conceito essencial é o Qi, a energia vital que circula por nosso corpo. Por exemplo, práticas como o Tai Chi ou o Qi Gong são usadas para fortalecer e harmonizar essa energia, ajudando a melhorar a saúde geral e o bem-estar (Jahnke et al., 2010). A filosofia do Wu Xing, que se baseia nos cinco elementos – (1) madeira, (2) fogo, (3) terra, (4) metal e (5) água –, também será abordada. Cada elemento está associado a diferentes órgãos e emoções. Por exemplo, a madeira está ligada ao fígado e à raiva, ao passo que a água se relaciona aos rins e ao medo. Compreender essas relações pode ajudar a ajustar a alimentação e o estilo de vida. Consumir alimentos da estação do elemento em destaque pode promover a saúde; por exemplo, no outono, quando o elemento metal está em evidência, incorporar mais alimentos como peras e rabanetes pode colaborar para a manutenção do equilíbrio (Coutinho; Dulcetti, 2025).

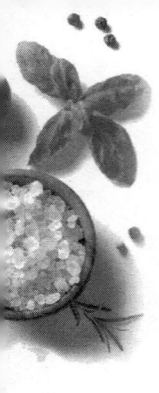

2.1 Breve histórico da medicina chinesa

Embora a medicina tradicional chinesa (MTC) tenha sido amplamente aceita como parte essencial dos cuidados de saúde na China, a interferência do colonialismo ocidental no século XIX e início do XX contribuiu para sua desvalorização. Durante esse período, o governo Qing, que buscava modernizar o país e fortalecer a soberania nacional, não incluiu o conhecimento médico tradicional nas reformas que estavam sendo implementadas. Essas reformas buscavam incorporar aspectos da ciência ocidental, levando a uma mudança na percepção sobre a medicina chinesa (Contatore et al., 2018).

Muitos intelectuais da época consideravam a medicina chinesa tão válida quanto a medicina ocidental ou até superior. No entanto, uma epidemia de pneumonia que atingiu a Manchúria em 1910 foi um ponto de virada, e o governo imperial, então, decidiu adotar modelos de saúde pública inspirados no Ocidente, o que resultou na desvalorização dos conhecimentos tradicionais de saúde em níveis políticos.

Com a mudança de governo em 1912, a MTC enfrentou uma pressão significativa para se adaptar ao modelo ocidental. Essa pressão levou muitos praticantes a mudar sua forma de tratamento, incorporando conceitos e práticas da medicina ocidental em seus cuidados. Assim, ao longo do tempo, a medicina tradicional teve de se ajustar a um novo contexto, refletindo a influência da cultura e das práticas ocidentais.

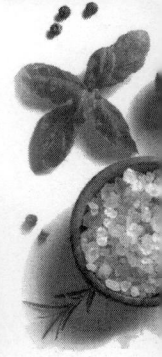

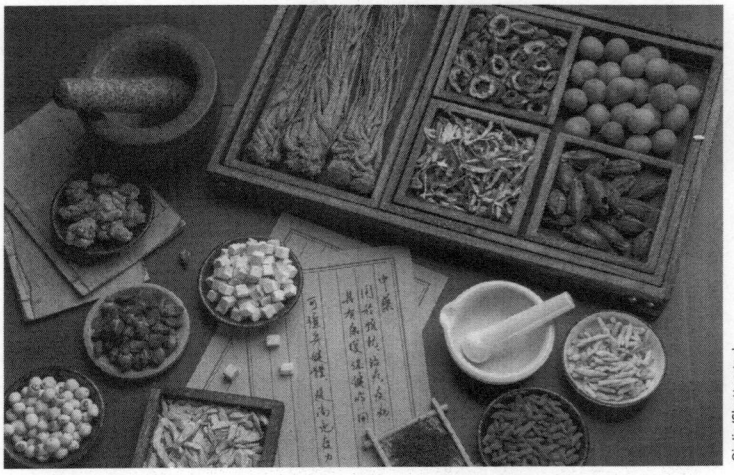

Figura 2.1 – Livros de medicina chinesa e ervas medicinais

A transformação na MTC ganhou força a partir de 1949-1950, durante o governo de Mao Tsé-Tung. Nesse período, houve uma tentativa de combinar o conhecimento médico chinês com a medicina ocidental, criando uma abordagem híbrida. Essa fusão seguiu a linha da objetividade moderna, concentrando-se em uma descrição mais materialista e racional dos conceitos da medicina tradicional em detrimento de ideias mais subjetivas sobre a forma como cada pessoa pode acessar seu próprio potencial de saúde.

Com o tempo, a compreensão científica de como a acupuntura funciona ajudou a legitimar essa combinação, o que levou a um esforço contínuo para adaptar as práticas tradicionais a fim de que elas pudessem ser reconhecidas e validadas pelos padrões da pesquisa biomédica. Nesse contexto, a busca por aceitação dentro do modelo ocidental tem sido uma característica marcante da evolução da MTC.

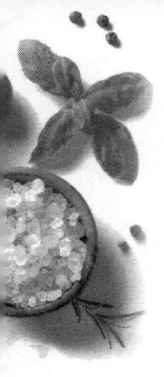

2.2 Pontos de atenção da medicina tradicional chinesa

Um dos pontos de atenção da MTC é a relação entre o médico ou terapeuta e a pessoa em tratamento, pois o foco recai sobre a própria pessoa, com o médico atuando como facilitador. O tratamento pode variar: alguns optam por tratar apenas os sintomas; outros buscam um equilíbrio mais amplo, incluindo a forma de viver, o que inclui autoconhecimento e relações interpessoais e com a natureza. Essa perspectiva reflete a profundidade da MTC, que visa não apenas aliviar sintomas, mas promover uma harmonia integral entre o indivíduo e seu entorno.

Outro ponto de atenção é a importância do *Neijing*, considerado o livro mais antigo sobre medicina chinesa. Escrito entre os séculos V e III a.C., esse texto oferece ensinamentos que permanecem relevantes até hoje. Inicialmente atribuído ao lendário imperador Huangdi, ele foi compilado e revisado por vários médicos ao longo do tempo, refletindo a evolução do conhecimento na MTC (Bizerril, 2010).

A MTC também é enriquecida por figuras mitológicas que simbolizam princípios importantes. Lou Sou Xin, associado ao taoísmo, representa a longevidade e é frequentemente retratado como um ancião sorridente com um cajado e um pêssego; Bhaisajyaguru, conhecido como o *mestre da cura* do budismo mahayana, simboliza a medicina e a sabedoria. Assim como os médicos ocidentais fazem o juramento de Hipócrates, na China, há o juramento para Bhaisajya Buddha, que inspira esses profissionais a buscar métodos adequados de cura com foco na superação da ignorância e na promoção do bem-estar (Arantes, 2022).

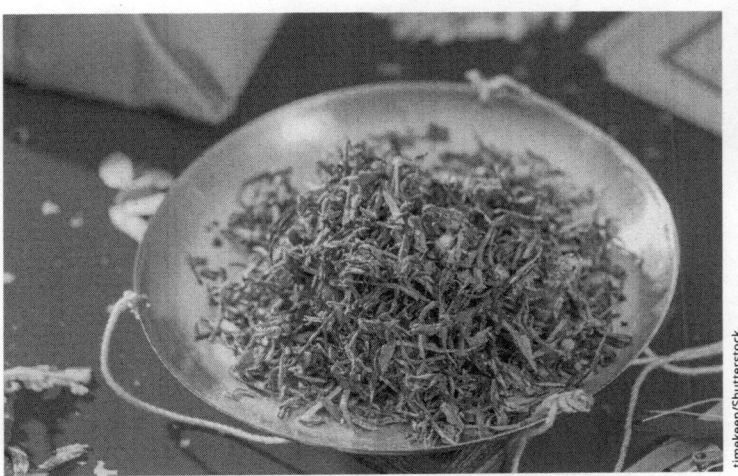

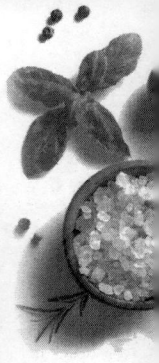

Figura 2.2 – Dentes-de-leão secos com antigas ervas da MTC

2.3 A medicina chinesa depois da influência ocidental

A MTC, ao encontrar-se com a medicina ocidental no século XIX, já havia passado por uma transformação conceitual, separando aspectos místicos/religiosos da prática terapêutica. Similarmente, a medicina ocidental, nos séculos XVII e XVIII, passou por uma evolução conceitual durante o desenvolvimento da clínica médica. Entretanto, as práticas ancestrais da medicina chinesa persistiram em diversas formas de cuidado (ver Figura 2.3). Na China, concepções criadas em diferentes períodos históricos coexistem sem substituição, refletindo uma lógica contida no pensamento clássico chinês que deriva da observação das relações harmônicas do universo. Esse pensamento, sendo sintético e dinâmico, difere do raciocínio analítico e estático ocidental.

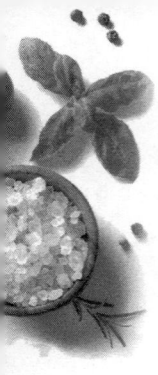

Figura 2.3 – Modalidades de tratamento na MTC

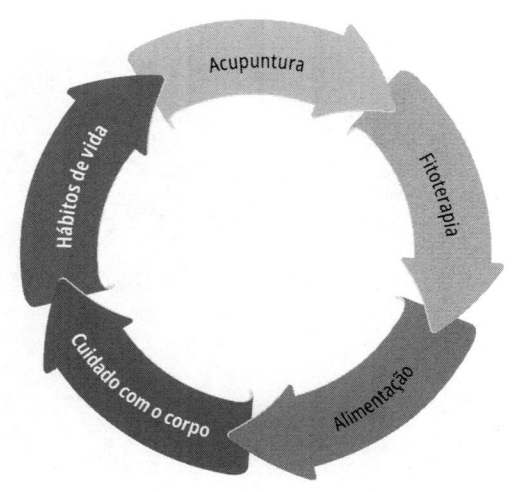

(Acupuntura; Fitoterapia; Alimentação; Cuidado com o corpo; Hábitos de vida)

Na Antiguidade chinesa, as funções de sacerdote e terapeuta eram unidas, mas, com o tempo, especialmente durante a dinastia Zhōu, essas funções começaram a se separar. Filósofos como Confúcio e Lǎo Zǐ tiveram um grande impacto na medicina, promovendo a moderação e conceitos como *dào, dé, wúwéi* e *yīn-yáng*[1].

Durante a dinastia Han, as ideias foram organizadas nos textos *Huáng Dì Nei Jing* e *Nan Jing*, que integraram teorias sobre os canais de energia e os órgãos do corpo. A origem das doenças era identificada na relação entre o ser humano e a natureza, baseada na força vital chamada *Qi* (Contatore et al., 2018).

---

[1] *Dào*: o caminho ou a forma natural das coisas, representando o princípio fundamental do universo; *Dé*: virtude ou poder, associado à qualidade moral que resulta da harmonia com o *dào*; *Wúwéi*: a prática de não forçar ações, agindo de maneira espontânea e em harmonia com a natureza; *Yīn-yáng*: o princípio de dualidade, representando forças opostas e complementares que governam a natureza e a vida.

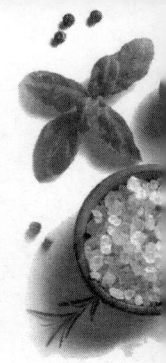

A medicina clássica chinesa desenvolveu conceitos de saúde como o *weìshēng*, que se refere à higiene. Seus cinco pilares terapêuticos incluíam o uso de (1) medicamentos, (2) acupuntura, (3) dietética, (4) massagens e (5) práticas de autocuidado. Liu Pai Lin, um representante da tradição daoísta, ressaltava a importância de unir meditação, movimento e medicina para o autocuidado.

Atualmente, a MTC promovida pela China adota uma abordagem mais positiva e científica, que pode reduzir a atenção a aspectos clássicos ao focar mais o diagnóstico e o tratamento das doenças. Essa mudança também se reflete na prática da acupuntura, que, embora tenha sido aceita no Ocidente, difere significativamente da acupuntura tradicional chinesa. A ênfase na validação científica pode limitar a compreensão mais ampla do paciente, afastando-se da abordagem integrativa da medicina clássica chinesa.

Figura 2.4 – Prática de acupuntura

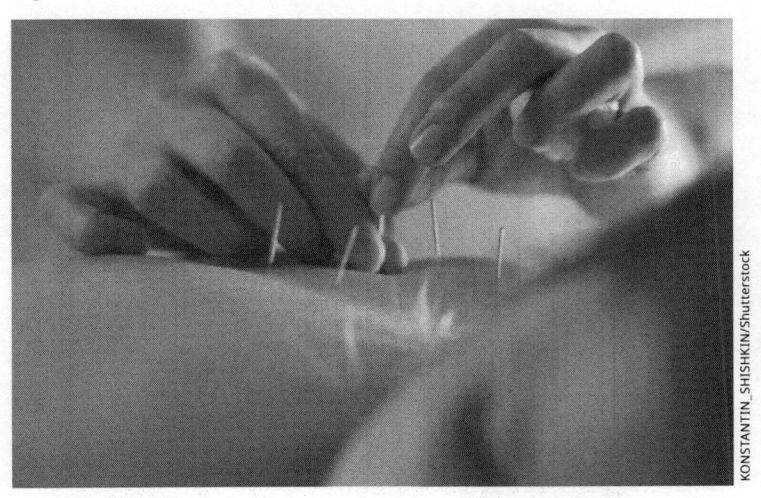

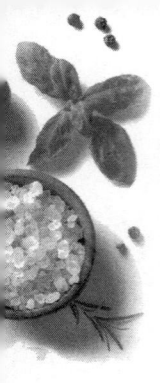

2.4 A alimentação na medicina tradicional chinesa

A alimentação é essencial na MTC, sendo vista como uma ferramenta importante para manter o equilíbrio e promover a saúde. A abordagem chinesa com relação à alimentação é baseada em conceitos filosóficos e energéticos que têm milhares de anos.

Na MTC, os alimentos são classificados de acordo com suas propriedades energéticas, sabores e características térmicas. Essa classificação é influenciada pelos princípios do Yin e Yang e pelos cinco elementos. Cada alimento conta com características que podem impactar os órgãos internos e os sistemas do corpo.

O equilíbrio entre Yin e Yang é fundamental para a saúde. Alimentos Yin, como frutas e vegetais, têm propriedades frescas e hidratantes, ao passo que alimentos Yang, como carnes e grãos integrais, são aquecidos e energéticos. Manter essa harmonia é importante para o funcionamento adequado do organismo.

Os cinco sabores – (1) azedo, (2) amargo, (3) doce, (4) picante e (5) salgado – também desempenham um papel importante, sendo que cada um deles está relacionado a um dos cinco elementos e influencia órgãos específicos: (1) madeira – azedo – fígado e vesícula biliar; (2) fogo – amargo – coração e intestino delgado; (3) terra – doce – baço e estômago; (4) metal – picante – pulmões e intestino grosso; e (5) água – salgado – rins e bexiga. Portanto, a MTC recomenda incluir todos os sabores na dieta para garantir um bom equilíbrio nutricional.

A natureza térmica dos alimentos, que pode ser quente, fria, morna, fresca ou neutra, é outro aspecto considerado na MTC. Tal característica afeta a energia do corpo e deve ser ajustada conforme as condições de saúde de cada pessoa e as estações do ano.

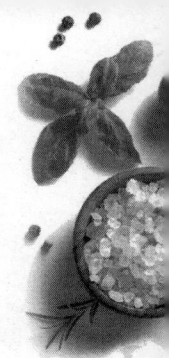

A MTC sugere que a dieta seja adaptada às necessidades individuais, levando em conta fatores como idade, sexo, clima e estado de saúde. Algumas condições de desequilíbrio energético podem ser tratadas com escolhas alimentares adequadas no dia a dia.

Práticas como mastigar lentamente, optar por alimentos da estação e consumir outros com moderação são vistas como essenciais para uma alimentação equilibrada na MTC. Embora a alimentação seja um aspecto importante para a saúde, é fundamental lembrar que esses princípios fazem parte de uma abordagem mais ampla, que inclui acupuntura, fitoterapia e práticas energéticas. Consultar um profissional de saúde com experiência em MTC é sempre recomendável antes de realizar mudanças significativas na dieta.

2.5 Significado do Qi (Ch'i)

O Qi é um conceito central na medicina chinesa, referindo-se à energia vital que circula pelo corpo e pelo universo. Essa ideia vai além do simples significado de "energia", pois abrange aspectos físicos, mentais e espirituais. No taoísmo, o Qi é visto como a essência que está presente em tudo e conecta todos os seres vivos, sendo fundamental para entender a harmonia e o equilíbrio no mundo.

O Qi é vital para a saúde, pois flui através de canais chamados *meridianos*. Manter esse fluxo de energia suave e equilibrado é essencial para o bem-estar. Quando o Qi está desequilibrado, bloqueado ou enfraquecido, pode causar problemas de saúde (Rocha; Galilian, 2013).

O conceito do Yin e Yang está muito relacionado ao Qi. O Yin representa a parte mais densa e passiva, e o Yang, a parte ativa e energética. A interação equilibrada entre esses dois opostos é fundamental para o bom fluxo de Qi no corpo. Por isso, a medicina chinesa busca restaurar o equilíbrio entre Yin e Yang para harmonizar o Qi e promover a saúde.

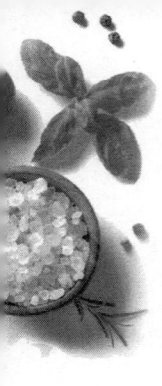

O diagnóstico na medicina chinesa, muitas vezes, envolve avaliar o estado do Qi para identificar padrões de desequilíbrio, bloqueio ou fraqueza. As terapias, como acupuntura e fitoterapia chinesa, os exercícios, como o *Qi Gong*, e até mesmo a dieta são usados para ajustar e regular o Qi com o objetivo de restabelecer o equilíbrio energético e favorecer a cura.

O termo *Ch'i* tem raízes antigas e, embora possa ser empregado em diversos contextos com nuances de significado, em geral, expressa "o que anima, movimenta" ou, ainda, "o alento e o sopro". Apesar de frequentemente traduzido como "energia", seu sentido popular – por exemplo, em expressões "sinto uma energia no ar" ou "recobrei minhas energias" – difere do emprego científico moderno, que pode abranger manifestações eletromagnéticas, térmicas, gravitacionais, entre outras.

Na cultura e medicina chinesas, dois enfoques principais permeiam o Ch'i ou Qui:

1. O primeiro, mais abrangente, refere-se às forças naturais, como o Ch'i do ar e o Ch'i dos alimentos, além da energia vital cultivada em práticas como o Tai Chi Chuan, uma arte marcial chinesa que busca o equilíbrio do corpo e da mente por meio de movimentos fluídos e do controle da respiração. Nessa abordagem, utiliza-se a grafia "*Ch'i*".
2. O segundo enfoque aborda as manifestações fisiológicas, com a grafia *Qui*, categorizando-se como Yong Qui (Qui da nutrição), Wei Qui (Qui de defesa), Yuang Qui (Qui original ou fonte), Zhong Qui (Qui do tórax), Zhen Qui (Qui verdadeiro) e Zheng Qui (Qui correto).

- O Qui da nutrição circula nos meridianos para nutrir órgãos, vísceras e tecidos.
- O Qui de defesa, presente principalmente na superfície e ao redor dos meridianos, atua na defesa contra fatores externos.
- O Qui original ou fonte ativa órgãos e vísceras.
- O Qui do tórax impulsiona batimentos cardíacos e movimentos respiratórios e fortalece a voz.
- O Qui verdadeiro representa a soma do Qui da nutrição com o Qui de defesa nos meridianos, ao passo que o Qui correto pratica a homeostase ou o conjunto fisiológico do Qui.

Há que se considerar ainda que o Qi na medicina chinesa representa uma energia vital que permeia e conecta todos os aspectos da existência. Seu entendimento e manejo são cruciais para a abordagem holística dessa tradição milenar na promoção da saúde e no tratamento de diversas condições.

2.6 Yin e Yang

A dietoterapia chinesa, uma parte essencial da MTC, baseia-se nos princípios do Yin e Yang para promover o equilíbrio energético e a saúde por meio da alimentação. Esses conceitos, que têm origem na filosofia chinesa, representam opostos complementares que estão presentes em todas as áreas da vida, incluindo a natureza, o corpo humano e, consequentemente, a dieta.

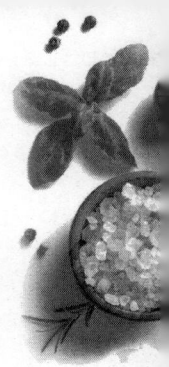

Por exemplo, na dieta, alimentos considerados Yin, como frutas e vegetais, são refrescantes e hidratantes, e alimentos Yang, como carnes e especiarias, são quentes e energizantes. Essa relação ajuda a equilibrar as energias do corpo. Além disso, a escolha de alimentos pode ser influenciada por fatores sazonais: no verão, pode-se optar por alimentos mais leves e refrescantes; no inverno, por alimentos mais quentes e nutritivos (Bizerril, 2010).

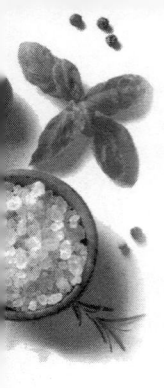

A filosofia chinesa enfatiza a harmonia e o equilíbrio entre Yin e Yang, assim como os cinco elementos (madeira, fogo, terra, metal e água) que deles derivam. Os antigos chineses desenvolveram um sistema terapêutico observando os ciclos naturais e suas mudanças. Por exemplo, na primavera, quando a energia da natureza está se renovando, podem ser priorizados alimentos que estimulam o fígado, como verdes e amargos; já no outono, alimentos que fortalecem os pulmões, como peras e batatas-doces, podem ser mais adequados.

Segundo a teoria do Tao, o universo se originou em um estado de vazio, sem forma física ou energética, considerado a essência do Tao. Esse vazio é visto como um estado de potencialidade, no qual tudo pode surgir. A interação transformadora entre Yin e Yang, chamada *YinUen*, gerou todas as coisas e fenômenos, simbolizando a manifestação da existência e refletindo a essência do Tao.

A prática de meditação e de exercícios como o Tai Chi também está ligada a esses princípios, promovendo a circulação do Qi e a harmonia entre corpo e mente. Assim, a dietoterapia chinesa não apenas cuida da saúde física, mas também incentiva uma conexão mais profunda com o ambiente e com os ciclos naturais, refletindo a sutileza e o mistério do vazio inicial.

Figura 2.5 – Representação do Yin e Yang

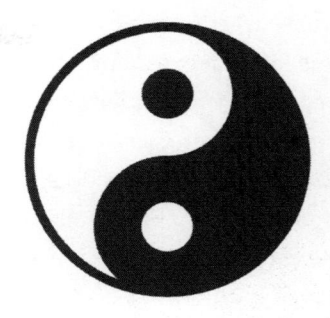

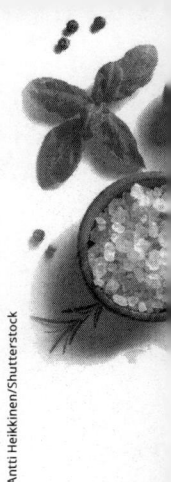

Reconhecer que todas as manifestações provêm do Tao enriquece a compreensão da vastidão das funções e dos eventos do vazio, que é a essência do Tao. Yin e Yang, dia e noite, amor e ódio são todos opostos que representam aspectos do universo, surgindo do vazio com diferentes nomes e revelando os mistérios do cosmos. No fundo, a essência do Tao está no vazio, do qual emergem Yin e Yang, dando origem a uma infinidade de processos que moldam o mundo.

Os conceitos de Yin e Yang simbolizam dualidades e polaridades. O Yin está ligado ao feminino, à escuridão, à passividade e à frieza, e o Yang está relacionado ao masculino, à luz, à atividade e ao calor. Na dietoterapia chinesa, o objetivo é encontrar o equilíbrio entre esses dois princípios, pois o desequilíbrio pode causar problemas de saúde.

Os alimentos são classificados como Yin ou Yang de acordo com suas propriedades energéticas e seu efeito no corpo. Alimentos Yin são geralmente frescos, crus, frios e úmidos, ao passo que alimentos Yang tendem a ser cozidos, quentes e secos. O equilíbrio na dieta depende das necessidades individuais, do estado de saúde e das condições ambientais. Por exemplo, em situações de calor excessivo no corpo (Yang), a dietoterapia chinesa pode sugerir a inclusão de alimentos Yin para ajudar a acalmá-lo e equilibrá-lo. Da mesma forma, quando há frieza ou deficiência (Yin), alimentos Yang são recomendados para fornecer calor e estimular a energia vital. Práticas comuns incluem consumir frutas frescas (Yin) para refrescar o corpo no verão ou optar por alimentos cozidos (Yang) em climas mais frios para manter o calor e fortalecer o organismo.

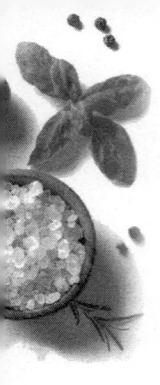

A dietoterapia chinesa também considera outros aspectos, como os sabores dos alimentos, que se relacionam com diferentes elementos e órgãos do corpo. Essa abordagem holística busca tanto nutrir o corpo quanto equilibrar as energias sutis que afetam o bem-estar geral.

Para ilustrar melhor, o Quadro 2.1 apresenta exemplos de alimentos Yin e Yang na dietoterapia chinesa.

Quadro 2.1 – Exemplos de alimentos Yin e Yang na dietoterapia chinesa

Categoria	Alimentos Yin	Alimentos Yang
Frutas	Melancia, maçã, pera, banana.	Pêssego, framboesa, morango, cereja.
Vegetais	Espinafre, alface, pepino, abobrinha.	Cenoura, batata, brócolis, gengibre.
Grãos e cereais	Arroz integral, cevada, aveia.	Quinoa, milho, trigo, centeio.
Proteínas	Tofu, *tempeh*, algas, peixes de água fria.	Frango, carne vermelha, cordeiro, ovos.
Leguminosas	Lentilhas, feijão preto, *azuki*.	Grão-de-bico, feijão branco, soja.
Nozes e sementes	Amêndoas, chia, linhaça.	Nozes, sementes de abóbora, castanhas.
Laticínios	Leite de amêndoas, iogurte de soja.	Leite de vaca, queijo, iogurte.
Condimentos	Menta, coentro, salsa.	Gengibre, pimenta, canela, cravo.

(continua)

(Quadro 2.1 – conclusão)

Categoria	Alimentos Yin	Alimentos Yang
Bebidas	Chá de camomila, chá de hortelã.	Chá preto, café, chá verde.

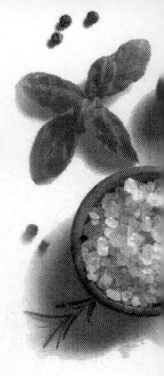

Portanto, na dietoterapia chinesa, aplicar os princípios do Yin e Yang na escolha dos alimentos visa harmonizar as energias do corpo, de modo a prevenir desequilíbrios que podem levar a problemas de saúde. Essa tradição milenar oferece uma visão integrada da relação entre alimentação, saúde e equilíbrio energético, proporcionando uma perspectiva única e holística para promover o bem-estar.

2.7 Wu Xing

O Wu Xing, ou cinco elementos, é um conceito fundamental na MTC que ajuda a entender como o corpo humano, a natureza e a alimentação interagem. Essa abordagem vai além de uma simples classificação, apresentando uma filosofia que explica as conexões e as influências entre diferentes elementos do universo.

Os cinco elementos – madeira, fogo, terra, metal e água – não são apenas materiais físicos, mas representam processos e características que se manifestam tanto na natureza quanto no corpo humano. Por exemplo, a **madeira** está ligada ao crescimento e à flexibilidade e é associada à primavera e a órgãos como o fígado, além de evocar emoções como a raiva; o **fogo** simboliza calor e paixão e está relacionado ao verão, ao coração e ao intestino delgado, refletindo emoções de alegria; a **terra** traz a ideia de estabilidade e nutrição e está conectada ao baço e ao estômago, relacionando-se com sentimentos de preocupação; o **metal** representa força e clareza e está ligado aos pulmões e ao intestino grosso, evocando tristeza; a **água** simboliza fluidez e introspecção e está associada aos rins e à bexiga, trazendo à tona emoções como o medo.

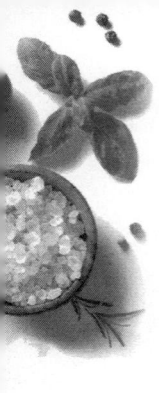

Esses elementos não existem isoladamente e interagem de maneiras específicas. Por exemplo, a madeira alimenta o fogo, que cria cinzas, que se tornam terra. A terra pode conter o metal, que, por sua vez, gera água, que nutre a madeira. Essa relação cíclica demonstra como cada elemento depende dos outros e, ao mesmo tempo, os influencia, refletindo a ideia de interconexão na natureza.

Na prática da dietoterapia, o Wu Xing é utilizado para classificar os alimentos e entender como eles afetam o corpo. Os alimentos podem ser agrupados conforme os elementos com os quais se relacionam, ajudando na escolha de uma dieta equilibrada e saudável. Por exemplo, ao incorporar alimentos que fortalecem o fígado, pode-se apoiar a madeira, especialmente em momentos de estresse ou raiva.

Para compreender mais sobre os cinco elementos, confira o Quadro 2.2, a seguir.

Quadro 2.2 – Cinco elementos

Madeira (Mu)	Associada à primavera, ao fígado e à vesícula biliar, a madeira representa o crescimento, a flexibilidade e a expansão. Alimentos relacionados à madeira são geralmente verdes e têm sabor ácido.
Fogo (Huo)	Relacionado ao verão, ao coração e ao intestino delgado, o fogo simboliza a transformação e a purificação. Alimentos associados ao fogo são geralmente vermelhos e têm sabor amargo.
Terra (Tu)	Associada ao final do verão e ao início do outono, ao baço e ao estômago, a terra representa a estabilidade e a sustentação. Alimentos terrosos e amarelados com sabor doce são associados a essa fase.
Metal (Jin)	Relacionado ao outono, ao pulmão e ao intestino grosso, o metal simboliza a clareza, a pureza e a eliminação. Alimentos picantes e brancos estão associados a essa fase.
Água (Shui)	Associada ao inverno, ao rim e à bexiga, a água representa a fluidez, a profundidade e a conservação. Alimentos salgados e pretos estão ligados à fase da água.

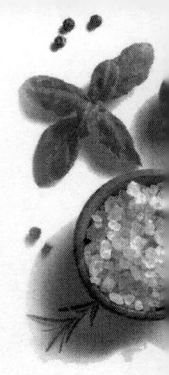

Dessa forma, o Wu Xing oferece uma perspectiva integrada que as considera não apenas a nutrição, mas também a forma como os alimentos e as emoções estão interligados. Essa abordagem promove uma saúde mais equilibrada e harmoniosa, ajudando a compreender a complexa relação entre alimentação, corpo e bem-estar.

Indicação cultural

MATTOS, A. C. **Guia prático de medicina chinesa**: para autoconhecimento, saúde e bem-estar. São Paulo: Alfabeto, 2019.

Essa obra apresenta uma abordagem acessível sobre os princípios e práticas da MTC, proporcionando uma excelente introdução ao tema para aqueles interessados no autoconhecimento e na promoção da saúde e do bem-estar por meio dessa tradição milenar.

Síntese

Neste capítulo sobre dietoterapia chinesa, abordamos conceitos essenciais da MTC, como o equilíbrio entre Yin e Yang e a importância do Qi. A dietoterapia chinesa integra aspectos emocionais e espirituais, considerando os alimentos conforme suas propriedades Yin ou Yang e as necessidades energéticas do indivíduo. Discutimos também os cinco elementos, que orientam as interações entre alimentos e órgãos. A aplicação prática desses princípios, por meio de estudo de caso, permite diagnosticar desequilíbrios e criar estratégias alimentares adequadas, destacando a conexão entre alimentação, saúde, corpo, mente e energia vital.

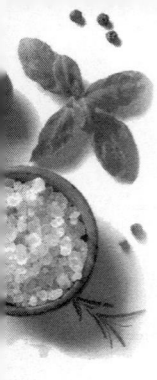

Questões para revisão

1. No contexto do Wu Xing, qual elemento está associado à primavera e ao sabor ácido?
   a) Fogo.
   b) Madeira.
   c) Metal.
   d) Terra.
   e) Água.

2. Qual dos seguintes alimentos e características corresponde ao elemento metal no Wu Xing?
   a) Alimentos salgados e pretos, associados ao inverno.
   b) Alimentos verdes e ácidos, relacionados à flexibilidade.
   c) Alimentos picantes e brancos, associados ao pulmão e ao outono.
   d) Alimentos doces e amarelados, associados à sustentação.
   e) Alimentos amargos e vermelhos, associados à purificação.

3. O elemento terra no Wu Xing simboliza:
   a) a profundidade e a conservação, representando o inverno.
   b) o crescimento e a expansão, relacionando-se com a primavera.
   c) a transformação e a purificação, associando-se ao coração.
   d) a estabilidade e a sustentação, associando-se ao baço e ao estômago.
   e) a clareza e a eliminação, relacionando-se com o pulmão.

4. Explique como os conceitos de Yin e Yang são aplicados na dietoterapia chinesa e de que forma eles contribuem para o equilíbrio energético do corpo.

5. Relacione a interação entre Yin e Yang com a teoria do Tao e os ciclos naturais, destacando a influência dessa filosofia na prática da dietoterapia chinesa.

Questão para reflexão

1. Como os princípios do Yin e Yang, aplicados à dietoterapia chinesa, podem influenciar suas escolhas alimentares e promover uma conexão mais profunda com os ciclos naturais e o equilíbrio do corpo?

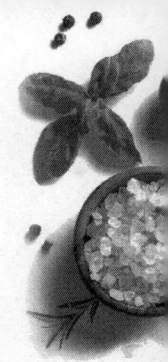

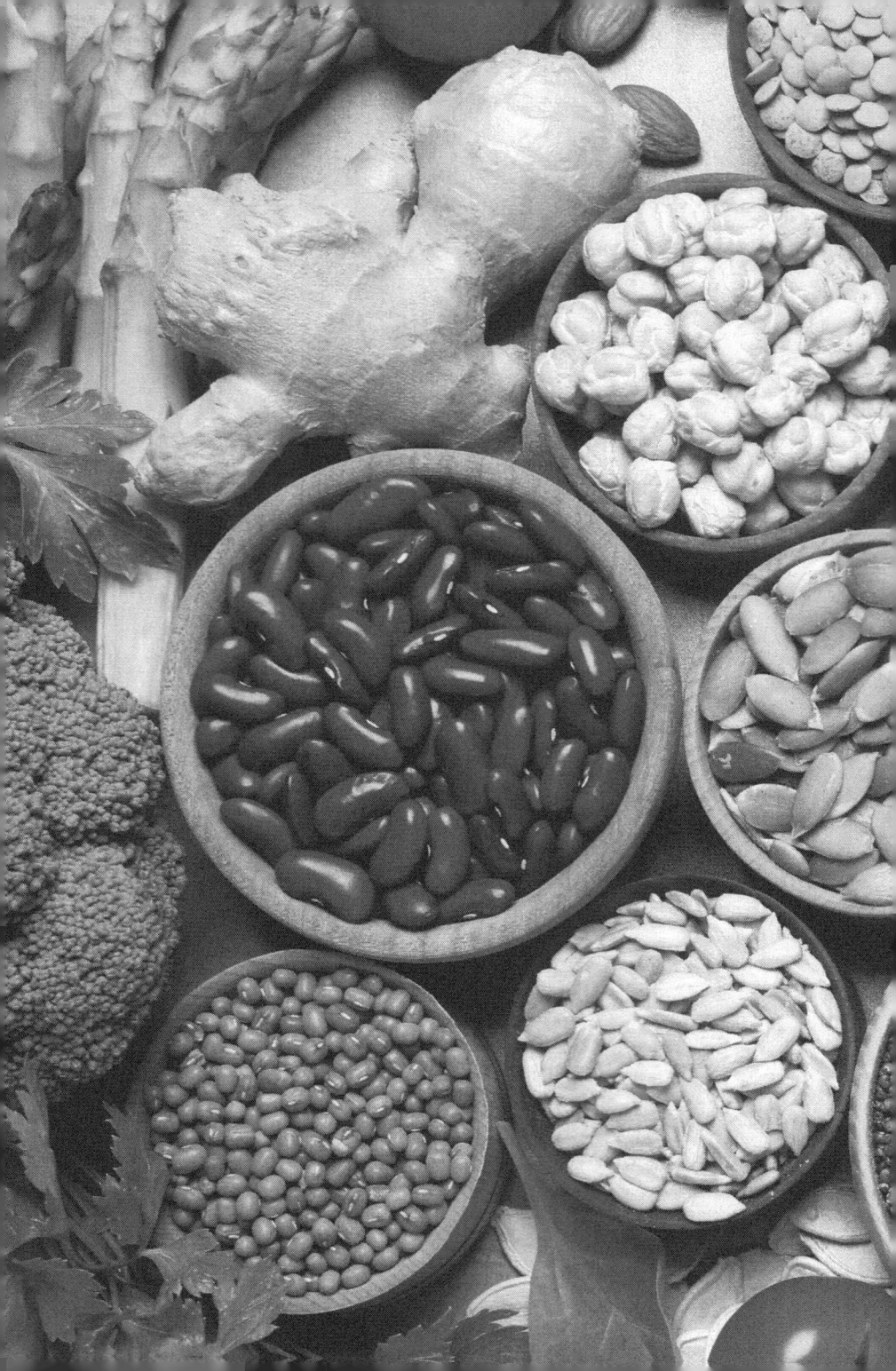

Capítulo 3
A influência da temperatura na alimentação

Conteúdos do capítulo

- Alimentos de natureza quente.
- Alimentos de natureza fria.
- Alimentos neutros.
- Combinação de alimentos de acordo com a temperatura.
- Alimentos funcionais.

Após o estudo deste capítulo, você será capaz de:

1. compreender as classificações dos alimentos de acordo com sua natureza térmica;
2. entender a importância da combinação de alimentos de diferentes temperaturas;
3. reconhecer os alimentos funcionais;
4. aplicar os conhecimentos para otimizar escolhas alimentares.

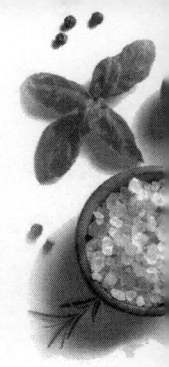

Na dietoterapia chinesa, a abordagem terapêutica considera não apenas os nutrientes dos alimentos, mas também suas características térmicas. Os alimentos são classificados em categorias que descrevem sua propriedade térmica, a saber: natureza quente, natureza fria e neutros. Compreender esses princípios pode trazer diversos benefícios à saúde.

A preferência por certos tipos de alimentos está relacionada à constituição individual; assim, o indivíduo Yang tende a evitar alimentos quentes, e o Yin, os frios. Alimentos quentes são reco"mendados para pacientes Yin, especialmente em casos de estados hipo", caracterizados por fadiga, frio e estases de energia e sangue. No entanto, o consumo excessivo desses alimentos pode levar ao esgotamento do Chi. Já os alimentos frios e frescos, indicados para pacientes Yang, proporcionam efeitos refrescantes, hidratantes e calmantes, mas o consumo excessivo pode resultar no estancamento do sangue (Arantes, 2022).

De modo geral, os alimentos recomendados para pacientes com predominância Yin devem contar com uma natureza quente a morna e apresentar sabores doces e picantes. Exemplos desses alimentos são cebola, gengibre, pimenta, cravo, canela, nozes, castanha e orégano. Essa seleção visa favorecer o aumento da energia ascendente no organismo. Em contrapartida, para pacientes com predominância Yang, são indicados alimentos que auxiliam na redução da energia ascendente no organismo. Exemplos desses alimentos são algas, chicória, dente de leão e chás. Essa abordagem nutricional busca equilibrar as energias Yin e Yang no corpo, promovendo a harmonia e o bem-estar.

Durante o processo de cocção, a abordagem adequada varia de acordo com a natureza dos alimentos. Alimentos mais frios devem ser consumidos crus ou escaldados, enquanto alimentos quentes podem ser assados ou aquecidos.

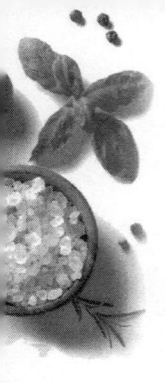

Além disso, a dietoterapia chinesa leva em consideração o sabor dos alimentos, como ácidos, amargos, doces, picantes e salgados. Esses sabores são associados à natureza dos alimentos e utilizados para tonificar ou dispersar a energia, dependendo das necessidades individuais.

Outro princípio importante é a harmonia das cores nas refeições, correlacionando-se suas propriedades com os efeitos nos órgãos e nas emoções corporais. Por exemplo, alimentos vermelhos promovem a circulação do sangue; amarelos estabilizam e harmonizam; brancos purificam; pretos nutrem o sangue; e verdes desintoxicam e tonificam. Dessa forma, a medicina tradicional chinesa (MTC) destaca a interconexão entre propriedades alimentares e equilíbrio energético, oferecendo uma abordagem holística para a nutrição e o bem-estar (Coutinho; Dulcetti, 2015).

3.1 Alimentos de natureza quente

Os alimentos de natureza quente têm a capacidade de estimular o calor interno do corpo, promovendo o aumento do metabolismo e favorecendo a circulação sanguínea. Esse efeito calorífico pode ser especialmente benéfico em climas frios ou para pessoas que se sentem constantemente com frio.

Ademais, os alimentos de natureza quente são associados à promoção da digestão. Eles podem fortalecer o Yang do estômago para facilitar a quebra eficiente dos alimentos e auxiliar na absorção de nutrientes essenciais. Esse aspecto é particularmente relevante para indivíduos que enfrentam desafios digestivos ou têm uma constituição fria.

Figura 3.1 – Exemplo de refeição quente

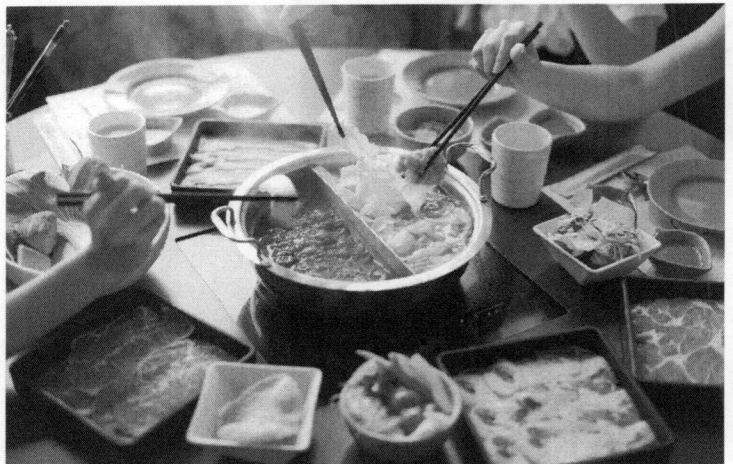

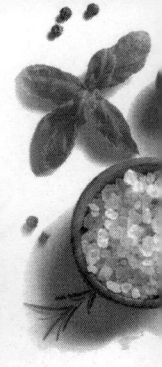

Tom Wang/Shutterstock

Os alimentos de natureza quente oferecem uma variedade de benefícios essenciais para o equilíbrio e a vitalidade do corpo. Em primeiro lugar, são reconhecidos por seu papel estimulante na circulação sanguínea e na energia vital (Qi), o que pode ser particularmente vantajoso para aqueles que experimentam sensação de frio interno ou têm um metabolismo mais lento. Essa propriedade calorífica não apenas aquece o corpo como também propicia uma sensação geral de conforto.

Outro benefício significativo reside no fortalecimento do sistema digestivo proporcionado pela natureza quente desses alimentos. Ao melhorarem a digestão e a absorção de nutrientes, eles se tornam aliados valiosos para indivíduos com tendência à digestão lenta ou desconfortos estomacais. A capacidade de impulsionar o sistema digestivo contribui para uma melhor assimilação dos nutrientes essenciais, promovendo a saúde gastrointestinal.

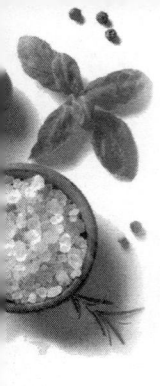

Além disso, em situações de deficiência de Qi ou quando há uma necessidade de impulsionar a vitalidade, a inclusão controlada de alimentos de natureza quente pode ser indicada. Esse impulso energético auxilia na recuperação de estados de fadiga ou desequilíbrios energéticos, colaborando para a restauração do bem-estar geral.

Contudo, são necessárias precauções ao incorporar esses alimentos na dieta. O consumo excessivo pode resultar em calor em excesso, manifestando-se em sintomas como inflamação, agitação e sede intensificada. Portanto, equilibrar o consumo é fundamental para evitar efeitos colaterais indesejados.

Cabe acrescentar que indivíduos que apresentam condições de calor excessivo, como inflamações crônicas ou febres, devem ser cautelosos e limitar o consumo frequente de alimentos de natureza quente, uma vez que isso pode agravar essas condições preexistentes.

Quadro 3.1 – Exemplos de alimentos de natureza quente na perspectiva da dietoterapia chinesa

Categoria de alimentos	Exemplos
Carnes	Frango, cordeiro, carne vermelha (moderada).
Grãos	Arroz integral, cevada, quinoa.
Legumes e vegetais	Alho, cebola, pimentão, gengibre.
Frutas	Damasco, ameixa, cereja, *goji berry*.
Nozes e sementes	Noz, castanha, semente de gergelim.
Especiarias e condimentos	Pimenta, canela, cravo, alecrim.
Bebidas	Chá de gengibre, chá de canela.

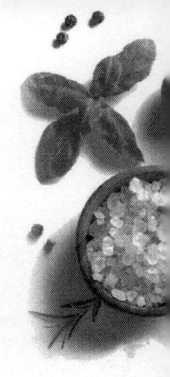

Por fim, a consideração da constituição individual é essencial, pois o excesso de alimentos de natureza quente pode não ser adequado para todos os tipos de constituição. Indivíduos com uma constituição predominantemente quente podem encontrar benefícios adicionais ao equilibrarem sua dieta com alimentos de natureza neutra ou fria, garantindo uma abordagem personalizada para sua saúde ótima.

3.2 Alimentos de natureza fria

Os alimentos de natureza fria desempenham um papel vital nas aplicações terapêuticas da dietoterapia chinesa, oferecendo uma abordagem única para promover o equilíbrio e a saúde. Essa categoria de alimentos, intrinsecamente ligada aos princípios fundamentais da medicina tradicional chinesa (MTC), destaca-se por suas propriedades refrescantes e calmantes.

Em primeiro plano, os benefícios terapêuticos dos alimentos de natureza fria residem na capacidade de reduzir o excesso de calor no corpo. Em situações em que há um desequilíbrio caracterizado por calor excessivo, inflamação ou febre, a inclusão desses alimentos na dieta pode proporcionar alívio e ajudar a restaurar a harmonia interna. Sua natureza refrescante é particularmente benéfica para acalmar processos inflamatórios e proporcionar uma sensação de frescor.

Ademais, alimentos de natureza fria têm uma aplicação destacada no suporte a desordens relacionadas ao excesso de Yang, que se manifesta como agitação, nervosismo ou hiperatividade. A natureza fria dos alimentos atua como um contraponto equilibrador, auxiliando na moderação do excesso de energia Yang e propiciando uma sensação de tranquilidade.

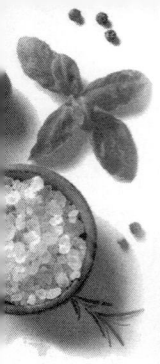

Figura 3.2 – Germe de trigo como exemplo de alimento de natureza fria

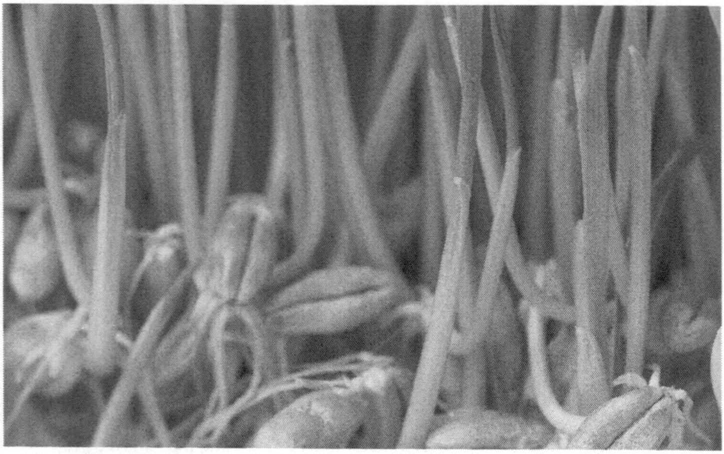

No contexto da dietoterapia chinesa, a inclusão de alimentos de natureza fria é frequentemente recomendada para condições como calor interno, constipação e inflamações agudas. Esses alimentos podem ser estrategicamente integrados para dissipar o calor, promover a fluidez e nutrir o Yin, contribuindo para o equilíbrio energético.

Quadro 3.2 – Exemplos de alimentos de natureza fria na perspectiva da dietoterapia chinesa

Categoria de alimentos	Exemplos
Frutas	Melancia, abacaxi, pera, maçã.
Vegetais	Alface, pepino, espinafre, rabanete.
Grãos e cereais	Cevada, milho, centeio.
Proteínas	Tofu, peixes de água fria, caranguejo.
Ervas e especiarias	Menta, coentro, hortelã, erva-cidreira.
Bebidas	Chá verde, infusões de ervas refrescantes.

Entretanto, é importante ter cautela, pois o consumo excessivo de alimentos de natureza fria pode potencialmente levar a um desequilíbrio oposto, causando frio interno. Portanto, a moderação e a consideração das condições individuais são fundamentais na aplicação terapêutica desses alimentos.

3.3 Alimentos neutros

Na dietoterapia chinesa, os alimentos neutros desempenham um papel fundamental na manutenção do equilíbrio e na promoção da saúde. Classificados como aqueles que não têm uma natureza extremamente quente, fria, ácida ou doce, esses alimentos são considerados moderados em termos de energia térmica.

Figura 3.3 – Arroz como exemplo de alimento neutro

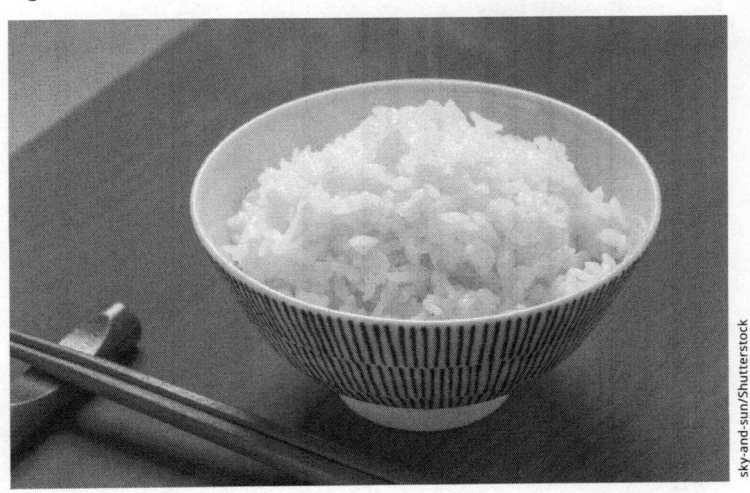

sky-and-sun/Shutterstock

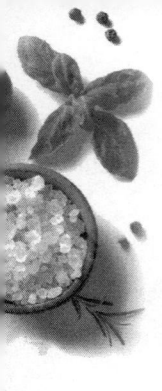

Os alimentos neutros são vistos como equilibrados em termos de Yin e Yang, contribuindo para manter a harmonia entre as forças opostas essenciais para a saúde. Essa característica faz com que sejam adequados para uma ampla variedade de constituições individuais, adaptando-se às necessidades energéticas de cada pessoa (Purushotham; Hankey, 2021).

A natureza neutra dos alimentos permite que sejam incorporados em várias receitas e dietas, oferecendo versatilidade e praticidade. Essa adaptabilidade faz deles uma escolha popular para a manutenção do equilíbrio, pois podem ser consumidos por diferentes tipos de constituição, em diversas estações do ano e em situações específicas de saúde.

Alimentos neutros são frequentemente recomendados para aqueles que buscam estabilidade e manutenção da saúde, sem desequilibrar excessivamente as energias Yin e Yang do corpo. Eles exercem um papel importante na prevenção de desarmonias, agindo como uma escolha segura e nutricionalmente equilibrada.

Quadro 3.3 – Exemplos de alimentos neutros na perspectiva da dietoterapia chinesa

Categoria de alimentos	Exemplos
Cereais	Arroz integral, aveia, cevada.
Leguminosas	Lentilhas, grão-de-bico, feijão *azuki*.
Carnes	Frango, peru, carne de porco.
Peixes e frutos do mar	Salmão, truta, camarão.
Laticínios	Leite, queijo, iogurte.
Frutas e vegetais	Maçã, pera, espinafre, cenoura.
Oleaginosas	Amêndoas, nozes, sementes de girassol.
Óleos e gorduras	Azeite de oliva, óleo de coco.

Embora sejam considerados neutros, é importante ressaltar que a dietoterapia chinesa leva em consideração as características individuais das pessoas. Portanto, as recomendações podem variar com base na constituição, nas condições de saúde e nas necessidades energéticas únicas de cada indivíduo.

3.4 Combinação de alimentos

Na dietoterapia chinesa, a combinação de alimentos desempenha um papel de suma importância, indo além da simples escolha de itens aleatoriamente. A abordagem considera não apenas os atributos individuais dos alimentos, mas também suas interações no corpo para promover o equilíbrio e a harmonia. Essa prática milenar está enraizada nos princípios da MTC, que busca compreender o corpo humano em termos de energia (Qi), Yin e Yang (Arantes, 2022).

A combinação de alimentos na dietoterapia chinesa baseia-se em conceitos como a natureza térmica (quente, frio ou neutro) e os cinco sabores (doce, azedo, amargo, picante e salgado). A harmonização desses elementos é essencial para garantir o fluxo adequado de energia e manter a saúde. Por exemplo, combinar alimentos de natureza quente com aqueles de natureza fria ou neutra pode criar um equilíbrio térmico no prato, favorecendo a harmonia interna no corpo. Da mesma forma, a combinação dos cinco sabores em uma refeição é considerada benéfica para atingir uma variedade de sistemas do corpo, assegurando uma nutrição completa.

Além disso, a dietoterapia chinesa leva em conta as condições específicas de saúde de cada indivíduo, ajustando a combinação de alimentos de acordo com desequilíbrios particulares, constituições e estações do ano. Por exemplo, em casos de calor excessivo, pode-se evitar a combinação de alimentos que contribuam para o aumento desse calor; já em casos de deficiência de Qi, certas combinações podem ser recomendadas para fortalecer a energia vital.

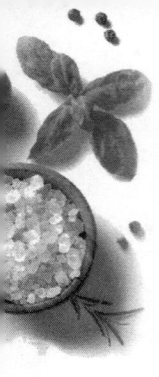

No Quadro 3.4, estão descritas combinações de alimentos populares da dietoterapia chinesa e suas aplicações.

Quadro 3.4 – Exemplos de combinações de alimentos na perspectiva da dietoterapia chinesa

Combinação de alimentos	Descrição
Cenoura e gengibre	◆ Propriedade térmica: gengibre (quente), cenoura (neutra). ◆ Aplicação: equilibra a natureza fria da cenoura com as propriedades aquecedoras do gengibre, promovendo a digestão e fornecendo nutrientes.
Peixe e gengibre	◆ Propriedade térmica: peixe (neutro a morno), gengibre (quente). ◆ Aplicação: o gengibre ajuda a neutralizar a natureza fria do peixe, facilitando a digestão e proporcionando uma combinação equilibrada.
Chá verde e menta	◆ Propriedade térmica: ambos frios. ◆ Aplicação: refrescante e adequada para climas quentes, essa combinação ajuda a aliviar o calor interno e propicia um efeito calmante.
Arroz integral e lentilhas	◆ Propriedade térmica: ambos neutros. ◆ Aplicação: fornece uma combinação equilibrada de carboidratos e proteínas, adequada para promover a energia sustentada e a estabilidade.
Maçã e canela	◆ Propriedade térmica: maçã (fria), canela (quente). ◆ Aplicação: a canela ajuda a neutralizar a natureza fria da maçã, proporcionando uma combinação deliciosa e favorecendo a digestão.
Espinafre e alho	◆ Propriedade térmica: espinafre (frio), alho (quente). ◆ Aplicação: o alho ajuda a equilibrar a natureza fria do espinafre, criando uma combinação que promove a saúde cardiovascular.

(continua)

(Quadro 3.4 – conclusão)

Combinação de alimentos	Descrição
Abóbora e gengibre	◆ Propriedade térmica: abóbora (neutra a morna), gengibre (quente). ◆ Aplicação: o gengibre auxilia na digestão da abóbora, proporcionando uma mistura deliciosa e equilibrada.

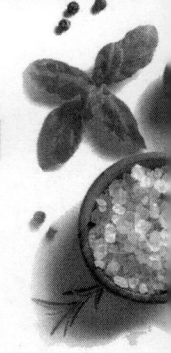

A prática da combinação de alimentos na dietoterapia chinesa não é apenas uma busca pela nutrição, mas uma busca pela harmonia interna e externa, reconhecendo a interconexão entre o que ingerimos, nossa saúde e o ambiente ao nosso redor. Recomenda-se a orientação de profissionais qualificados em dietoterapia chinesa para adaptar esses princípios de maneira personalizada, considerando as necessidades individuais e as condições de saúde específicas.

3.5 Alimentos funcionais

O termo *alimento funcional* surgiu no Japão, no final da década de 1980, após o aumento da incidência de doenças crônicas não transmissíveis (DCNT) entre a população idosa. Posteriormente, em 1991, o conceito de alimentos para uso específico em saúde foi aprovado no país a fim de contemplar a categoria de alguns alimentos (não necessariamente convencionais) que poderiam reduzir o risco de desenvolvimento de doenças. Concomitantemente, em 1991, a alegação de alimentos com propriedades funcionais também foi permitida nos Estados Unidos (Henrique et al., 2018).

A Associação Americana de Dietética – *American Dietetic Association (ADA)* – considerava alimentos fortificados e modificados como alimentos funcionais, alegando seus efeitos potencialmente benéficos sobre a saúde, quando consumidos como parte de uma dieta variada, em níveis efetivos [...]; em 2009 incluiu também os alimentos integrais, enriquecidos ou aprimorados. (Giuntini, 2018, p. 12)

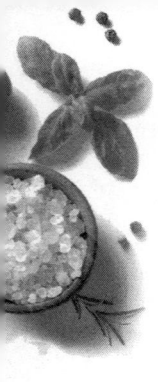

Um alimento pode ser considerado funcional se for comprovado que pode afetar beneficamente uma ou mais funções-alvo no corpo, visando tanto à qualidade de vida dos indivíduos quanto à prevenção de doenças. Esses alimentos podem ser classificados quanto à sua fonte e aos benefícios que acarretam, atuando em seis áreas principais do organismo: (1) sistema gastrointestinal; (2) sistema cardiovascular; (3) metabolismo de substratos; (4) crescimento; (5) desenvolvimento; e (6) comportamento das funções fisiológicas.

De modo geral, um ingrediente será considerado funcional se for: um alimento natural; um alimento ao qual um componente foi adicionado; um alimento do qual um componente foi removido; um alimento no qual a natureza de um ou mais componentes foi modificada; ou um alimento no qual a biodisponibilidade de um ou mais componentes foi modificada.

O registro dos alimentos funcionais só pode ser feito após comprovada a alegação de propriedades funcionais ou de saúde com base no consumo recomendado pelo fabricante, na finalidade, nas condições de uso e no valor nutricional. Ainda, quando for o caso, a serão verificadas a composição química, a caracterização molecular e formulação do produto, além de serem realizados ensaios nutricionais, fisiológicos e toxicológicos.

Todavia, a "Agência Nacional de Vigilância Sanitária (Anvisa) não define alimento funcional, mas, sim, define alegação de propriedade funcional e estabelece as diretrizes para sua utilização e as condições de registro para alimentos com alegação de propriedade funcional" (Costa; Rosa, 2016, citados por Silva; Orlandelli, 2019, p. 183). Já a Comissão Europeia de Alimentos Funcionais considera como alegação a melhora de função em algum aspecto fisiológico, cognitivo ou psicológico e em atividades biológicas específicas.

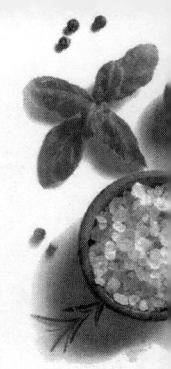

As alegações com relação aos alimentos funcionais são a constatação referente a determinado produto de que ele confere um benefício ao consumidor. No Brasil, a Portaria n. 398, de 30 de abril de 1999, da Agência Nacional de Vigilância Sanitária (Anvisa), prevê as alegações de propriedade funcional e de saúde relativas a nutrientes e não nutrientes (Brasil, 1999). Diretrizes nessa área são importantes para garantir a segurança do alimento, além de assegurar que as alegações sejam comprovadas cientificamente e não induzam o consumidor ao engano.

Vale ressaltar que o consumo de alimentos funcionais de maneira isolada não garante uma alimentação segura e equilibrada. Para isso, o indivíduo deve priorizar um padrão alimentar regular com o consumo adequado de frutas, hortaliças, fibras e alimentos integrais, além de considerar as orientações qualitativas descritas no *Guia alimentar para a população brasileira* (Brasil, 2014b).

3.5.1 Alimentos funcionais de origem vegetal

É bem estabelecida na literatura a comprovação do efeito benéfico dos alimentos funcionais associado ao aumento da ingestão de hortaliças, cereais integrais, frutas, entre outros insumos *in natura* e de origem vegetal (Silva, L. E. C. e et al., 2024).

Nos alimentos de origem vegetal, há mais de uma dúzia de classes identificadas de componentes biologicamente ativos – os fitoquímicos. Esses componentes são produtos químicos derivados de plantas, não nutritivos e biologicamente ativos que funcionam no corpo para prevenir o aparecimento de certas doenças não transmissíveis. A presença de compostos bioativos nos alimentos demonstra o potencial funcional das matrizes vegetais diante de diferentes atividades biológicas (Mahan; Escott-Stump; Raymond, 2013).

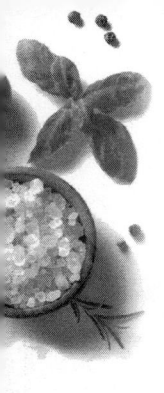

A definição de compostos engloba componentes – geralmente provenientes do metabolismo de defesa das plantas – que estão em pequenas concentrações nos vegetais, mas que são suficientes para promover efeitos benéficos à saúde humana. Entre as dificuldades encontradas na utilização dos alimentos funcionais, ressalta-se essa pequena quantidade dos compostos presentes nos alimentos.

Os principais compostos funcionais de origem vegetal podem ser elencados em dois grandes grupos: (1) fibras, amido resistente e inulina; e (2) antioxidantes, compostos de carotenoides, vitamina C e polifenóis.

3.5.2 Alimentos funcionais de origem animal

Quando falamos em *alimentos funcionais*, também é muito importante tratarmos daqueles de origem animal, como é o caso dos ácidos graxos da série ômega-3, formados por ácido linolênico, ácido docosahexaenoico (DHA), ácido eicosapentaenoico (EPA) e ácido docosapentaenoico (DPA).

Os produtos classificados como funcionais em virtude do uso de ômega-3 devem conter, no mínimo, 0,1 g de EPA ou DHA por porção ou 100 g/100 ml no produto pronto para consumo (Santos et al., 2020).

A recomendação das autoridades sanitárias é priorizar o consumo equivalente a pelo menos uma a duas refeições por semana contendo peixes oleosos, de modo a atingir os valores de 250 a 500 mg/d de EPA e DHA; essa orientação está associada à redução do risco de morte coronariana e mortalidade total dos indivíduos (Nascimento; Scalabrini, 2020).

O consumo de alimentos provenientes do mar – peixes como salmão, atum, sardinha e bacalhau, além da quitosana, considerada uma fibra de origem animal obtida do exoesqueleto de crustáceos – também está associado a efeitos benéficos à saúde, principalmente na prevenção e no manejo de doenças cardiovasculares.

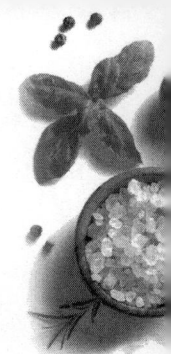

Há, ainda, os alimentos funcionais de origem microbiana, como os probióticos, que podem ser ingeridos como suplementos ou adicionados a alimentos, geralmente lácteos.

Indicação cultural

HENRIQUE, V. A. et al. **Alimentos funcionais**: aspectos nutricionais na qualidade de vida. Aracaju: IFS, 2018. Disponível em: <https://www.ifs.edu.br/images/EDIFS/ebooks/2019/E-book_-_alimentos_funcionais.pdf>. Acesso em: 3 jan. 2025.

Essa obra é uma iniciativa do Instituto Federal de Sergipe (IFS) e contextualiza a alimentação funcional, principalmente no que tange ao processo saúde-doença.

Síntese

Neste capítulo, discutimos a natureza térmica dos alimentos – quentes, frios ou neutros – e suas implicações no equilíbrio energético do corpo. Alimentos quentes energizam e aquecem, sendo úteis em climas frios ou para condições associadas ao frio interno. Alimentos frios refrescam e hidratam, indicados para climas quentes ou calor interno. Alimentos neutros equilibram o organismo. A combinação desses alimentos, ajustada às necessidades individuais e sazonais, visa à harmonia energética.

Também destacamos o papel dos alimentos funcionais, que, além de nutrir, oferecem benefícios adicionais à saúde, como prevenção de doenças e promoção do bem-estar.

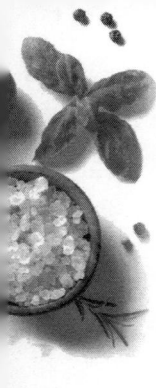

Questões para revisão

1. Sobre os alimentos funcionais de origem vegetal, qual alternativa descreve corretamente os fitoquímicos?
   a) Compostos derivados exclusivamente de animais que auxiliam no metabolismo energético.
   b) Componentes nutricionais das plantas que aumentam a produção de energia no corpo.
   c) Produtos químicos derivados de plantas, biologicamente ativos e associados à prevenção de doenças.
   d) Substâncias derivadas do metabolismo animal com benefícios cardiovasculares comprovados.
   e) Proteínas estruturais das plantas que aumentam a digestibilidade dos alimentos.

2. Quais dos compostos a seguir são classificados como alimentos funcionais de origem vegetal?
   a) Ácidos graxos ômega-3, quitosana e probióticos.
   b) Fibras, amido resistente, inulina e polifenóis.
   c) Ácido docosahexaenoico (DHA), ácido eicosapentaenoico (EPA), carotenoides e vitamina C.
   d) Aminoácidos essenciais, fibras e quitosana.
   e) Probióticos, polifenóis e fibras animais.

3. Qual dos fatores a seguir é uma dificuldade relacionada ao uso de alimentos funcionais de origem vegetal?
   a) A baixa biodisponibilidade dos ácidos graxos presentes nesses alimentos.
   b) O consumo limitado de produtos industrializados ricos em fitoquímicos.

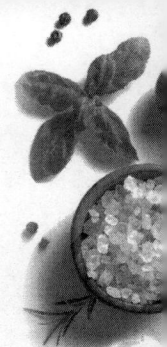

c) A pequena quantidade de compostos bioativos presente nos alimentos vegetais.
d) O alto teor de fibras, que impede a absorção de antioxidantes.
e) A incompatibilidade dos alimentos vegetais com dietas contemporâneas.

4. Como a combinação de alimentos na dietoterapia chinesa contribui para o equilíbrio e a harmonia do corpo?

5. De que forma a dietoterapia chinesa considera as condições de saúde específicas de um indivíduo ao combinar alimentos e qual é o impacto dessas recomendações na prática clínica?

Questão para reflexão

1. Como você acredita que a aplicação dos princípios da dietoterapia chinesa, com foco na combinação de alimentos conforme a natureza térmica e os sabores, pode transformar a abordagem da nutrição no contexto moderno, especialmente na busca pelo equilíbrio entre corpo e mente?

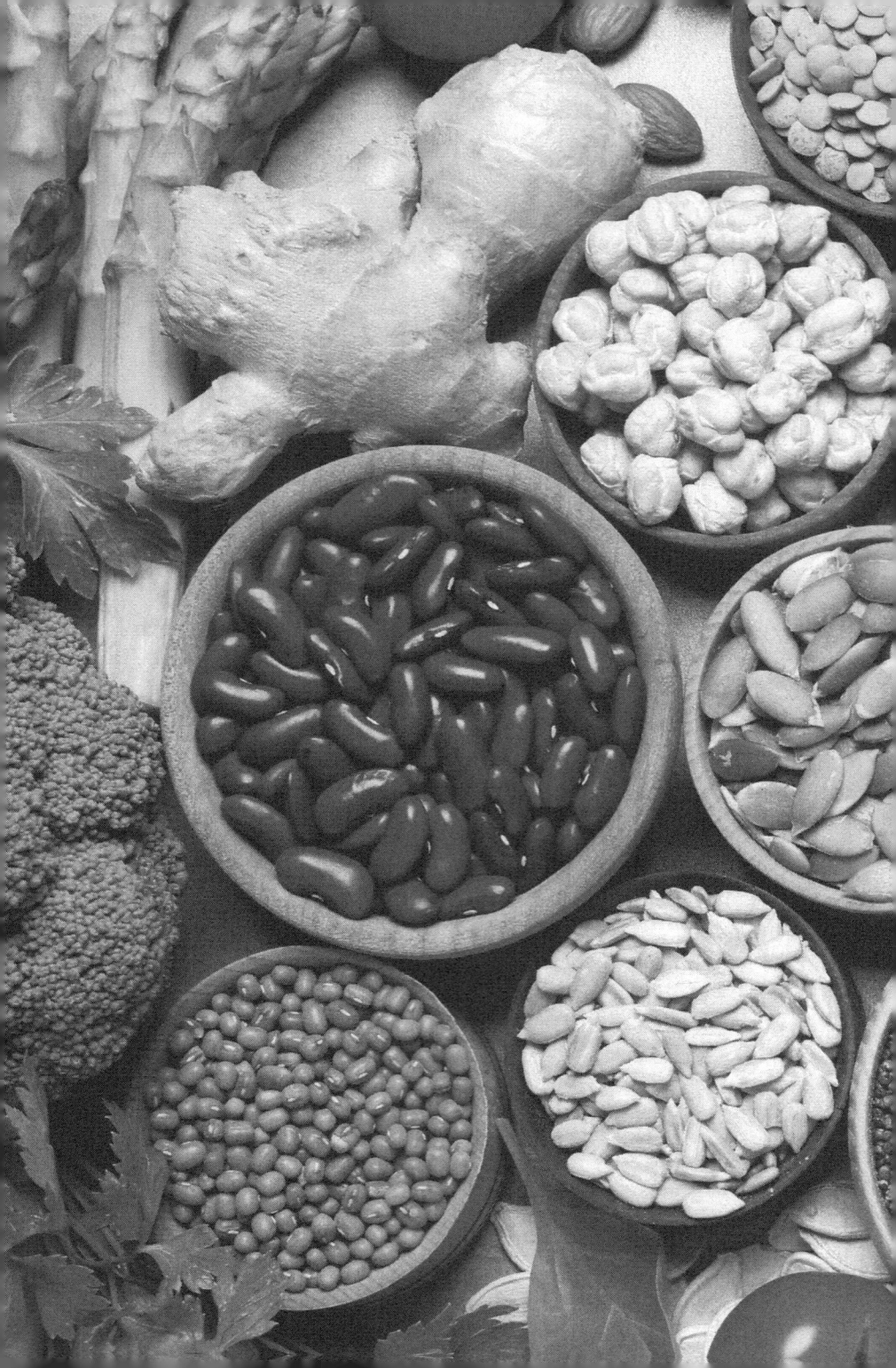

Capítulo 4
Dietoterapia chinesa e necessidades contemporâneas

Conteúdos do capítulo

- Adaptação da dietoterapia chinesa às necessidades modernas.
- Alimentação como prevenção de doenças.
- Integração da dietoterapia chinesa com outras práticas da medicina tradicional chinesa (MTC)
- *Guia alimentar para a população brasileira.*

Após o estudo deste capítulo, você será capaz de:

1. adaptar os princípios da dietoterapia chinesa às necessidades contemporâneas;
2. entender o papel da alimentação na prevenção de doenças;
3. integrar a dietoterapia chinesa com outras práticas da MTC.

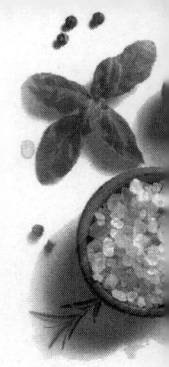

Neste capítulo, trataremos das adaptações necessárias na dietoterapia chinesa para atender às demandas de nosso estilo de vida moderno. Abordaremos a importância da alimentação e do estilo de vida saudáveis na prevenção de doenças, destacando a relevância da individualidade e das estações do ano.

Nosso objetivo é integrar os princípios da dietoterapia chinesa às necessidades contemporâneas, fornecendo ferramentas práticas para aplicar esses conhecimentos no dia a dia. Veremos como é possível criar dietas personalizadas, considerando não apenas as características individuais, mas também as variações sazonais que impactam nossa saúde.

Além disso, exploraremos a integração da dietoterapia chinesa com outras práticas da MTC, proporcionando uma compreensão mais abrangente e holística de como esses métodos podem trabalhar em conjunto para promover o equilíbrio e a vitalidade.

Para enriquecermos nossa discussão, também vamos analisar o *Guia alimentar para a população brasileira* (Brasil, 2014b), contextualizando-o à luz dos princípios da dietoterapia chinesa. Assim, poderemos relacionar conceitos tradicionais com as diretrizes contemporâneas, buscando uma abordagem integrada para a promoção da saúde.

4.1 **Adaptação da dietoterapia chinesa às necessidades modernas**

À medida que avançamos no século XXI, percebemos mudanças significativas em nosso estilo de vida, padrões alimentares e desafios de saúde. Diante desse cenário dinâmico, a dietoterapia chinesa, uma prática milenar, também evolui para se adaptar às necessidades modernas, mantendo sua eficácia e relevância.

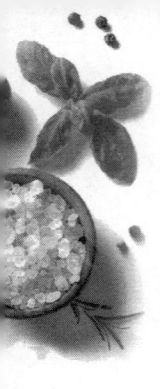

Nos últimos anos, observamos um aumento significativo no número de países que recorrem aos recursos das medicinas tradicionais, especialmente à medicina tradicional chinesa (MTC). Essa abordagem visa ampliar as opções terapêuticas e as práticas de promoção da saúde coletiva, atuando na melhoria das condições de vida da população. Progressivamente, tem-se tornado mais comum o tratamento de diversas doenças por meio de práticas como acupuntura, fitoterapia e outras atividades físicas e meditativas. Além de propiciarem resultados positivos no processo de cura, essas práticas incorporam um componente pedagógico ao enfoque terapêutico, pois buscam reavaliar os conceitos e o ensino relacionados à saúde (AW; Yiengprugsawan; Gong, 2019).

O ritmo acelerado da vida contemporânea, a disponibilidade de uma ampla variedade de alimentos e as demandas específicas de diferentes indivíduos tornaram essencial o ajuste dos princípios da dietoterapia chinesa. Uma abordagem única já não é suficiente. Em vez disso, surge a necessidade de personalização, considerando-se as características únicas de cada pessoa e as condições do mundo em que vivemos.

A dietoterapia chinesa, ao adaptar-se às necessidades modernas, incorpora uma compreensão mais aprofundada das condições ambientais, do estresse diário, da exposição a poluentes e das particularidades da alimentação contemporânea. A praticidade e a viabilidade das recomendações alimentares são fatores cruciais, levando em conta a disponibilidade de alimentos saudáveis e a rotina agitada.

A diversidade cultural e a globalização também desempenham um papel significativo na adaptação da dietoterapia chinesa. Incorporar ingredientes locais e considerar as preferências alimentares regionais possibilita uma aplicação mais ampla e inclusiva dos princípios nutricionais dessa prática.

Outro aspecto essencial é a integração da dietoterapia chinesa com a ciência nutricional moderna. Compreender os benefícios nutricionais à luz das descobertas científicas contemporâneas fortalece a credibilidade e a eficácia dessa abordagem.

Nesta era digital, a disseminação de informações torna-se mais acessível. Portanto, a adaptação da dietoterapia chinesa envolve utilizar recursos *on-line*, aplicativos e tecnologias para fornecer orientações práticas e suporte aos indivíduos em sua jornada de busca por uma alimentação equilibrada, além de conhecimento acerca dos pratos típicos.

4.2 Determinantes atuais da escolha alimentar

Além da dimensão biológica da alimentação, como fornecedora de nutrientes, devemos considerar sua função social e cultural. Os alimentos não são escolhidos, necessariamente, pelos nutrientes que podem fornecer ao ser humano, já que, com maior frequência, são selecionados por fazerem parte da cultura de uma região, servirem de facilitadores no convívio social ou ainda pelo *status* que carregam, bem como pelo sabor que apresentam ou pela memória afetiva.

Segundo o *Guia alimentar para a população brasileira*,

> A alimentação adequada e saudável é um direito humano básico que envolve a garantia ao acesso permanente e regular, de forma socialmente justa, a uma prática alimentar adequada aos aspectos biológicos e sociais do indivíduo e que deve estar em acordo com as necessidades alimentares especiais; ser referenciada pela cultura

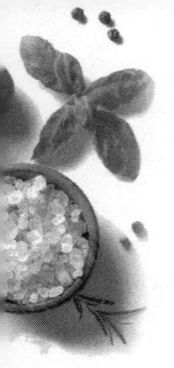

alimentar e pelas dimensões de gênero, raça e etnia; acessível do ponto de vista físico e financeiro; harmônica em quantidade e qualidade, atendendo aos princípios da variedade, equilíbrio, moderação e prazer; e baseada em práticas produtivas adequadas e sustentáveis. (Brasil, 2014b, p. 8)

Perceba que esse conceito não se limita à oferta de nutrientes de maneira equilibrada, mas inclui também a dimensão social da alimentação.

Fatores socioeconômicos também devem ser considerados, visto que a renda familiar e a escolaridade impactam diretamente a escolha de alimentos. De modo generalista, indivíduos com menor renda e escolaridade tendem a apresentar uma alimentação menos variada. Outro fator de destaque é a disponibilidade facilitada e abundante de ultraprocessados. Caso o indivíduo não tenha dispo- destes níveis em seu lar ou local de trabalho alimentos *in natura*, o consumo tende a ser muito menor.

4.3 Alimentação como prevenção de doenças

Em um mundo no qual a saúde é um ativo valioso, a relação entre alimentação e estilo de vida torna-se fundamental na prevenção de doenças. Adotar hábitos alimentares saudáveis e cultivar um estilo de vida equilibrado são pilares essenciais para promover a saúde a longo prazo e prevenir uma série de enfermidades.

Optar por uma dieta rica em nutrientes, com frutas, vegetais, grãos integrais e proteínas magras, fornece ao corpo os elementos essenciais para funcionar de maneira eficiente. Ao mesmo tempo, limitar o consumo de alimentos processados, ricos em açúcares e gorduras saturadas, contribui para evitar condições relacionadas à dieta, como obesidade, diabetes e doenças cardiovasculares.

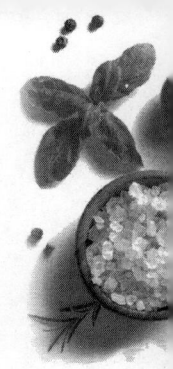

Associar uma alimentação saudável a um estilo de vida ativo é uma combinação poderosa na prevenção de doenças. A prática regular de atividades físicas não apenas auxilia na manutenção de um peso saudável, mas também fortalece o sistema imunológico, melhora a circulação sanguínea e reduz o risco de várias doenças crônicas.

Além disso, a gestão do estresse exerce um papel vital na prevenção de doenças. O estresse crônico pode colaborar para uma variedade de problemas de saúde, incluindo distúrbios cardiovasculares e gastrointestinais e comprometimento do sistema imunológico. Práticas como meditação, yoga e outras atividades relaxantes ajudam a equilibrar as demandas diárias e a promover uma saúde mental robusta.

A qualidade do sono também não pode ser subestimada. Um sono adequado auxilia na recuperação do corpo e na regulação de diversos processos fisiológicos. Distúrbios do sono têm sido associados a uma variedade de condições, desde a obesidade até doenças neurodegenerativas (Müller; Guimarães, 2007; Tobaldini et al., 2017).

Nesse contexto, a prevenção de doenças não é apenas uma medida de tratamento, mas uma abordagem holística que envolve escolhas diárias. Cultivar hábitos alimentares conscientes, manter-se fisicamente ativo, gerenciar o estresse e garantir um sono de qualidade são investimentos significativos na construção de uma fundação sólida para uma vida saudável e duradoura.

4.3.1 Processo de adoecimento

A MTC foi concebida com uma abordagem diferente daquela com a qual estamos familiarizados na medicina ocidental moderna.

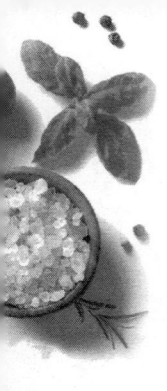

Em vez de se concentrar na identificação e no tratamento de uma entidade específica de doença, claramente definida e passível de catalogação, a MTC trabalha com o conceito de **processos de adoecimento**. Nessa perspectiva, os sinais e sintomas das doenças são considerados expressões de caminhos específicos ou processos que exigem uma abordagem além das manifestações visíveis.

Os chineses desenvolveram uma maneira didática de resumir e classificar os elos iniciais dessa cadeia, denominando-os **fatores de adoecimento**. Esses fatores incluem os seis excessos, ou fatores externos: (1) vento, (2) frio, (3) calor, (4) umidade, (5) secura e (6) canícula, que representam elementos presentes na natureza que, quando em excesso, invadem o organismo. Além disso, há as cinco emoções (raiva, alegria, preocupação, tristeza e medo) e os sete sentimentos, ou fatores internos (raiva, alegria, preocupação, tristeza, medo, surpresa e ansiedade), que, embora categorizados como internos, refletem modificações no espírito em resposta ao ambiente, resultando da interação entre fatores externos e internos. Outros fatores não externos e não internos, como acidentes com lesões, picadas de animais peçonhentos, fadiga, envenenamentos e incorreções alimentares, também desempenham um papel nesse contexto.

Cabe destacar a importância dada pela MTC à luta entre o correto – Zheng Qui – e o perverso – Tshieh Qui – na gênese do processo de adoecimento. Para fortalecer o Zheng Qui, a MTC enfatiza quatro posturas essenciais: (1) buscar respirar corretamente, (2) movimentar-se corretamente, (3) alimentar-se corretamente e (4) relacionar-se corretamente. Esses princípios são fundamentais para promover a homeostase interna e o equilíbrio das energias (Qui) na fisiologia humana.

4.4 Dietas personalizadas: considerações individuais e sazonais

No vasto universo da nutrição, a abordagem única e personalizada emerge como a chave para desbloquear os benefícios plenos de uma alimentação saudável. A personalização da dieta leva em consideração não apenas a saúde física, mas também fatores emocionais e mentais. Adaptar a alimentação às necessidades específicas de um indivíduo proporciona um suporte holístico à saúde, promovendo o equilíbrio em todos os aspectos da vida.

A compreensão profunda das necessidades específicas de cada pessoa é o alicerce dessa abordagem, já que cada organismo é único e responderá de maneira singular a diferentes grupos alimentares e padrões dietéticos. Nesse sentido, uma dieta personalizada leva em conta uma variedade de fatores, desde características genéticas até preferências pessoais.

Ao sintonizar nossa dieta com as estações, podemos colher os benefícios de alimentos frescos e locais, alinhando-nos não apenas com as necessidades de nosso corpo, mas também com o ciclo da natureza. A sazonalidade, por exemplo, conecta-se ao ritmo natural do ambiente, de modo que nossa alimentação se ajuste às mudanças climáticas: o inverno pode exigir alimentos mais quentes e fortificantes, ao passo que o verão favorece opções leves e refrescantes. Essa sincronia entre a dieta e as estações é uma arte antiga que a dietoterapia chinesa abraça com maestria.

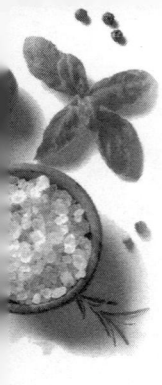

4.4.1 Seleção de alimentos

A seleção dos alimentos que vão compor o plano alimentar é uma tarefa complexa. Devemos compreender que alimentos são mais do que fornecedores de nutrientes e que tanto a forma como são combinados quanto as dimensões culturais, econômicas e sociais que os cercam devem ser consideradas, pois influenciam na saúde e no bem-estar do indivíduo. Além disso, alimentos não são fonte de um único nutriente, sobretudo aqueles *in natura* ou minimamente processados, visto que apresentam uma matriz complexa, podendo ser fonte de fibras, carboidratos, proteínas, lipídios, vitaminas, minerais e compostos bioativos.

Com relação aos compostos bioativos, podemos citar flavonoides, antocianinas, licopenos, carotenos e isoflavonas, compostos que apresentam atividades biológicas, como propriedades antioxidantes, anti-inflamatórias, antimicrobianas, entre outras, razão pela qual podem ser usados para diferentes fins no planejamento dietético.

A base da alimentação deve ser composta de alimentos *in natura* e minimamente processados, sendo eles, portanto, a base do planejamento dietético; porém, além de incluí-los no cardápio, é preciso considerar sua forma de aquisição e preparo.

No caso de frutas e hortaliças, a sugestão é adquiri-los em feiras ou sacolões, preferencialmente orgânicos, porque isso garante maior proximidade entre a produção e o consumo, bem como auxilia na compreensão da sazonalidade dos alimentos. Ademais, adquirir produtos de safra assegura melhor qualidade e menor custo.

Com relação à forma de preparo, resgatar conceitos da técnica dietética se torna fundamental, pois devemos pensar na melhor maneira de preservar os nutrientes do alimento após seu preparo. Se incluirmos legumes cozidos no cardápio, por exemplo, podemos sugerir que sejam feitos no vapor, já que, desse modo, há uma maior preservação de nutrientes. Caso não seja possível, é indicado que sejam cozidos em pouca quantidade de água e por pouco tempo, pois assim também minimizamos a perda de nutrientes. Por outro lado, alguns alimentos, como as leguminosas, têm de permanecer de molho antes da cocção, a fim de minimizar os fatores antinutricionais naturalmente presentes nesses alimentos.

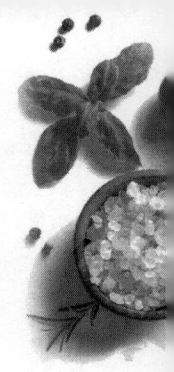

Convém observar que os fatores socioeconômicos e culturais ditam as escolhas alimentares, e esses aspectos também devem ser levados em conta na seleção dos alimentos que vão compor o cardápio. O Brasil é um país com vasta diversidade cultural e alimentar; contudo, o processo de urbanização e globalização modificou a forma como nos alimentamos. Considerar os alimentos regionais é uma excelente forma de adequar a questão cultural no cardápio, preservar a biodiversidade e resgatar tradições.

Para auxiliar nesse tema, o Ministério da Saúde lançou, em 2015, a segunda edição do guia *Alimentos regionais brasileiros*, que tem como foco despertar o interesse pela diversidade alimentar do país e contribuir para a melhora na qualidade da alimentação da população brasileira. Esse material apresenta alimentos das cinco regiões do país e preparações elaboradas com eles, sendo uma excelente fonte de consulta no momento da elaboração de cardápios, sobretudo quando se trabalha com clientes de cultura alimentar distinta da nossa (Brasil, 2015).

É válido ressaltar que a elaboração de planos alimentares é uma atividade privativa do nutricionista, que deve ser realizada associando-se o conhecimento técnico à criatividade do profissional e ser algo individualizado, que se adéque às necessidades do paciente em dado momento da vida. No entanto, outras áreas da saúde podem auxiliar nas orientações gerais para hábitos alimentares saudáveis, como é o caso da dietoterapia chinesa.

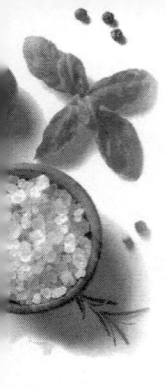

4.5 Integração da dietoterapia com outras práticas da medicina tradicional chinesa

Na MTC, a dietoterapia destaca-se como parte importante, entrelaçando-se com outras práticas dessa tradição milenar. A busca por harmonia e equilíbrio não se limita apenas à escolha de alimentos, mas se estende a uma integração cuidadosa com métodos complementares.

A acupuntura, por exemplo, tem uma ligação profunda com a dietoterapia. Ambas seguem princípios como o Yin e Yang, os cinco elementos e os meridianos. A acupuntura foca a regulação do fluxo de Qi por meio de agulhas, e a dietoterapia busca essa harmonia pela escolha estratégica de alimentos.

Figura 4.1 – Profissional realizando sessão de acupuntura

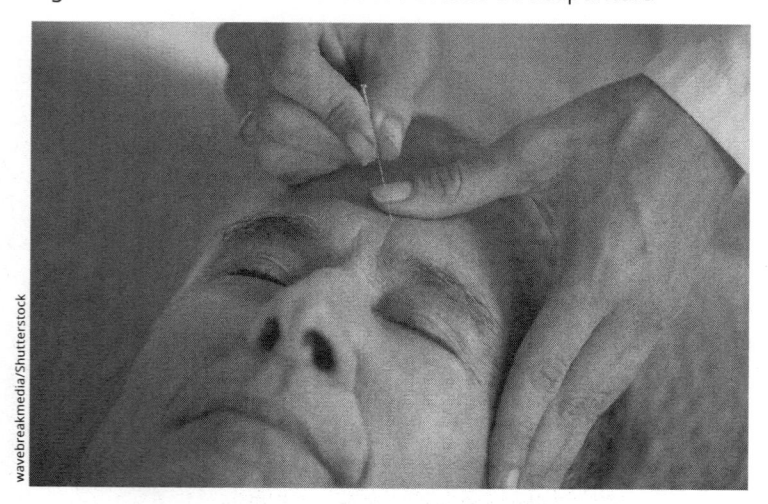

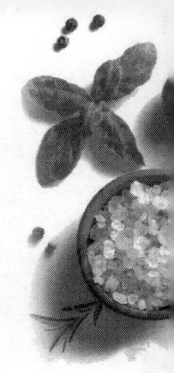

Acredita-se que a acupuntura tenha se originado da experiência antiga de massagear regiões corporais com objetos pontiagudos ou aquecidos, proporcionando alívio ou desaparecimento de sintomas. No século XVII, os métodos de acupuntura chegaram à Europa. A denominação inicial *chen chiu*, que significa "agulha" (*chen*) e "calor" (*chiu*), foi traduzida para *acupuntura* (do latim, *acus*, ou "agulha", mais *puntura*). Com o estabelecimento da República Popular da China, em 1949, houve uma grande mudança no desenvolvimento da acupuntura e das demais medicinas tradicionais (White; Ernst, 2004).

Os fitoterápicos chineses, essenciais na MTC, também se entrelaçam de modo complementar com a dietoterapia. A utilização de ervas medicinais, frequentemente prescritas juntamente com recomendações dietéticas, amplia e aprofunda os efeitos terapêuticos. A combinação de plantas e alimentos tem como objetivo não apenas nutrir o corpo, mas também corrigir desequilíbrios internos.

Figura 4.2 – Óleo essencial utilizado na fitoterapia

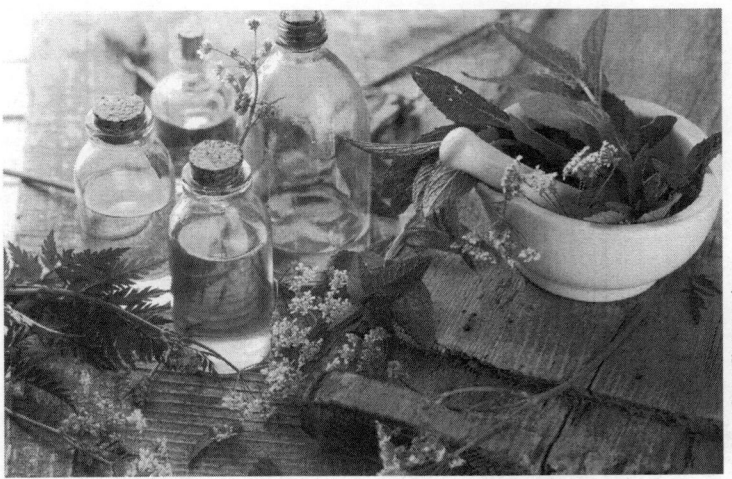

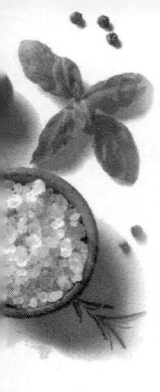

A alimentação e a fitoterapia, como partes integrantes da MTC, têm sido utilizadas, testadas e refinadas ao longo de milênios. Quando um praticante de fitoterapia tradicional chinesa prescreve uma erva ou uma formulação, considera não apenas a resposta farmacológica dos princípios ativos conhecidos, mas também as características energéticas da erva ou do *preparado*, termo empregado para descrever aspectos que vão além dos componentes químicos conhecidos. De acordo com a natureza, os alimentos e as ervas podem ser classificados como frios, frescos, neutros, mornos e mornos quentes. Como exemplo, podemos mencionar que a melancia tem natureza fria, enquanto o gengibre tem natureza quente. Essa natureza provoca uma resposta terapêutica; por exemplo, as ervas frias e frescas são utilizadas para aliviar as síndromes de calor.

A prática do Qi Gong e do Tai Chi, formas ancestrais de movimento e meditação, proporciona outro ponto de convergência. A harmonização de mente, corpo e espírito promovida por essas práticas se alinha perfeitamente com os princípios da dietoterapia, que busca não apenas nutrir o corpo, mas também equilibrar as emoções e a mente.

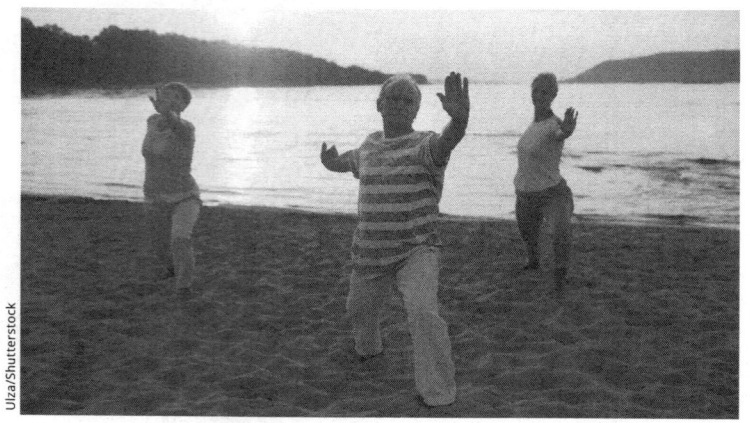

Figura 4.3 – Pessoas praticando Tai Chi em uma praia

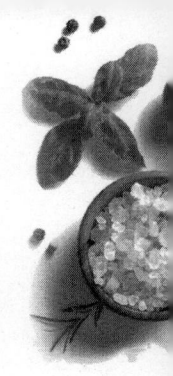

A compreensão holística da MTC abrange também a leitura dos pulsos, a observação da língua e a análise dos padrões de desequilíbrio energético. A dietoterapia, nesse contexto, atua como uma ferramenta versátil, ajustando-se aos diagnósticos específicos e contribuindo para a restauração do equilíbrio interno. A integração da dietoterapia com outras práticas da MTC forma um sistema coeso e interdependente. Ao unir saberes milenares, essa abordagem holística fortalece o caminho para a saúde, propiciando aos indivíduos uma jornada completa em direção ao equilíbrio e ao bem-estar.

4.6 *Guia alimentar para a população brasileira*

Guias alimentares são instrumentos que fornecem informações e diretrizes sobre alimentação saudável com o objetivo de promover a saúde. Tais documentos visam apoiar práticas alimentares saudáveis e subsidiar políticas e programas que tenham como foco a segurança alimentar e nutricional da população, bem como reduzir deficiências nutricionais e a incidência de doenças crônicas não transmissíveis (DCNT) por meio do estímulo de práticas alimentares saudáveis.

Considerando-se que tanto os hábitos alimentares quanto os agravos nutricionais diferem de uma localidade para outra, cada país deve ser responsável pela elaboração do guia alimentar de sua população. Nesse momento, gestores devem levar em conta o padrão de consumo alimentar, os problemas de saúde relacionados à alimentação e a integração do guia com as políticas de alimentação já existentes no país.

Chamamos atenção também para o fato de que a linguagem utilizada nos guias alimentares deve ser acessível. Além disso, esses documentos devem ser realistas, práticos e dinâmicos, transmitindo informações práticas e acessíveis às pessoas a que eles se destinam.

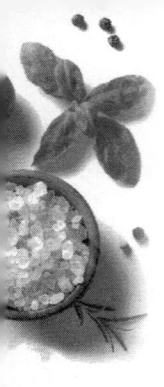

A primeira edição do *Guia alimentar para a população brasileira: promovendo a alimentação saudável* foi publicada em 2006 e apresentou as diretrizes oficiais para a alimentação saudável, visando reduzir a incidência de DCNT e prevenir deficiências nutricionais. Essas diretrizes eram baseadas em alimentos usualmente consumidos pelos brasileiros e divididos em grupos, conforme a pirâmide alimentar do país. Havia também uma recomendação quantitativa em relação às porções de cada grupo a serem consumidas diariamente. Essa classificação se baseava na composição de macronutrientes dos alimentos e acabava desconsiderando o grau de processamento ao qual eles eram submetidos (Brasil, 2008).

Em 2014, foi publicada a segunda edição do *Guia alimentar para a população brasileira*, que classifica os alimentos de acordo com seu grau de processamento e tem como focos a promoção da saúde e a prevenção de doenças. Além de abordar a escolha de alimentos, o material também contempla o comportamento alimentar e a sustentabilidade associada à produção de alimentos. Esse guia é uma valiosa ferramenta desenvolvida para orientar escolhas alimentares que promovam a saúde e a qualidade de vida (Brasil, 2014b).

O documento busca não apenas fornecer informações sobre o que comer, mas também educar a população sobre a importância de hábitos alimentares saudáveis, baseando-se em princípios fundamentais que transcendem a mera ingestão de nutrientes, incorporando a cultura alimentar brasileira e incentivando práticas sustentáveis. Ele destaca a variedade, a moderação, o equilíbrio e a escolha de alimentos *in natura* ou minimamente processados como elementos essenciais para uma alimentação saudável (Brasil, 2014b).

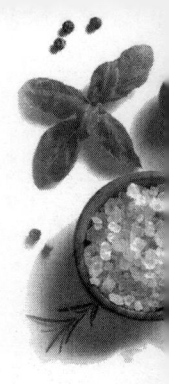

O guia é composto de cinco capítulos, que abordam desde os princípios que pautaram sua elaboração, passando por recomendações gerais para a escolha dos alimentos e orientações de como combiná-los com vistas a dar origem às refeições, até as recomendações sobre o ato de comer e a comensalidade, bem como os obstáculos a serem superados para a adesão a uma alimentação saudável (Brasil, 2014b).

Uma das contribuições notáveis do guia é a recomendação para evitar o consumo excessivo de alimentos ultraprocessados, ricos em aditivos químicos, sódio e gorduras saturadas. Em vez disso, evidencia a importância de privilegiar alimentos frescos, como frutas, verduras, legumes, cereais integrais e proteínas magras. Esse documento também ressalta as dimensões social e cultural da alimentação, encorajando o compartilhamento de refeições em família e celebrando a diversidade de pratos regionais. Essa abordagem reconhece que comer vai além da nutrição física, englobando os aspectos emocional e social da alimentação (Brasil, 2014b).

A promoção da prática regular de atividade física, aliada a escolhas alimentares conscientes, é outra pedra angular do guia. Ele reforça a importância de um estilo de vida ativo para a manutenção da saúde, apontando a interligação entre alimentação equilibrada e atividade física regular (Brasil, 2014b).

Ao final, o guia apresenta dez passos fundamentais (elencados resumidamente na sequência) que orientam a construção de hábitos alimentares saudáveis, de modo a promover a saúde e prevenir doenças. Esses passos são uma valiosa ferramenta para guiar escolhas alimentares conscientes.

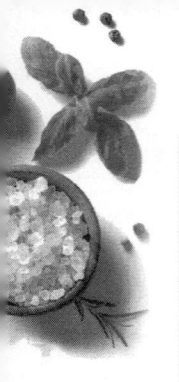

1. **Faça dos alimentos *in natura* ou minimamente processados a base de sua alimentação:** priorize alimentos frescos e naturais, como frutas, verduras, legumes, cereais integrais, leguminosas, carnes frescas, leite e ovos. Esses alimentos são ricos em nutrientes essenciais e oferecem benefícios à saúde.
2. **Utilize óleos, gorduras, sal e açúcar com moderação:** controle a quantidade de óleos, gorduras, sal e açúcar em suas preparações; opte por métodos de cocção que preservem o sabor original dos alimentos e reduza o uso excessivo desses ingredientes.
3. **Limite o consumo de alimentos processados:** evite o consumo excessivo de alimentos processados, como biscoitos, salgadinhos e refrigerantes. Esses produtos, muitas vezes, contêm aditivos que podem ser prejudiciais à saúde quando consumidos em excesso.
4. **Evite alimentos ultraprocessados:** dê preferência a alimentos preparados em casa. Alimentos ultraprocessados, como refrigerantes, *fast food*s e produtos altamente industrializados, geralmente contêm ingredientes que podem contribuir para problemas de saúde a longo prazo.
5. **Coma regularmente e compartilhe suas refeições em ambientes agradáveis:** mantenha horários regulares para suas refeições, evitando pulá-las. Compartilhe suas refeições em ambientes agradáveis, desfrutando do momento e favorecendo uma relação positiva com a alimentação.

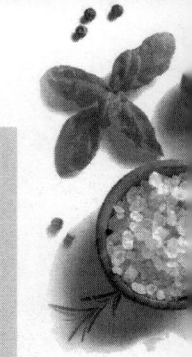

6. **Crie e compartilhe práticas alimentares saudáveis desde a infância**: estimule hábitos alimentares saudáveis desde a infância, promovendo o consumo de alimentos naturais e a participação em atividades relacionadas à comida, como o preparo de refeições em família.
7. **Desenvolva, pratique e divulgue habilidades culinárias**: aprenda a preparar suas refeições, experimentando receitas saudáveis e diversificadas. Desenvolver habilidades culinárias não só proporciona refeições saborosas como também colabora para a autonomia alimentar.
8. **Planeje seu tempo para dar à comida o valor que ela merece**: reserve tempo para o planejamento e o preparo de suas refeições. Valorize o ato de comer, dando a devida importância à escolha e ao desfrute dos alimentos.
9. **Realize compras de alimentos com regularidade**: mantenha uma despensa abastecida com alimentos *in natura* e ingredientes versáteis para facilitar o preparo de refeições saudáveis. Planeje suas compras de modo a garantir variedade e qualidade.
10. **Desenvolva estratégias para lidar com a publicidade e os estímulos ao consumo de alimentos**: esteja atento às estratégias de *marketing* que podem influenciar suas escolhas alimentares. Desenvolva habilidades críticas para fazer escolhas conscientes, considerando sempre seu bem-estar.

Fonte: Elaborado com base em Brasil, 2014b.

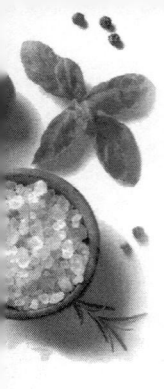

Seguir esses passos contribui não apenas para a promoção da saúde individual, mas também para a construção de hábitos alimentares sustentáveis e positivos para a sociedade como um todo.

Por se tratar de um instrumento de aconselhamento alimentar abrangente e focado em aumentar a autonomia dos indivíduos no que diz respeito à alimentação saudável, essa edição do guia também aborda o ato de comer e suas dimensões. Como afirmamos anteriormente, comer é mais do que a ingestão de nutrientes. Segundo o material, é importante comer com regularidade e atenção, em ambientes apropriados e em companhia. Dessa forma, o processo digestivo é favorecido, assim como há maior controle dos sinais de fome e saciedade, maior interação social e maior prazer no ato de se alimentar (Brasil, 2014b).

Para finalizar esse assunto, não podemos deixar de mencionar os obstáculos citados pelo *Guia alimentar para a população brasileira* para a adesão a hábitos alimentares mais saudáveis, como informação, oferta, custo, habilidades culinárias, tempo e publicidade. Além de identificar esses possíveis obstáculos, o guia sugere formas de superá-los, como realizar o planejamento e o preparo prévio de refeições para driblar a questão do tempo ou buscar fazer compras em feiras livres ou outros locais com maior variedade e disponibilidade de alimentos *in natura* e minimamente processados para superar a dificuldade de acesso a esses alimentos.

Indicação cultural

BRASIL. Ministério da Saúde. Secretaria de Atenção à Saúde. Departamento de Atenção Básica. **Guia alimentar para a população brasileira**. 2. ed. 1. reimp. Brasília, 2014. Disponível em: <https://www.gov.br/saude/pt-br/assuntos/saude-brasil/publicacoes-para-promocao-a-saude/guia_alimentar_populacao_brasileira_2ed.pdf/view>. Acesso em: 30 dez. 2024

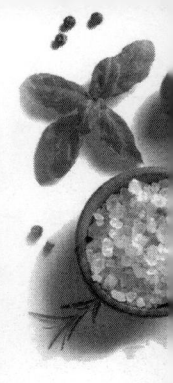

Esse guia oferece orientações claras baseadas em evidências para promover uma alimentação saudável e equilibrada. O documento se destaca por abordar a alimentação de maneira integrada, considerando não apenas os aspectos nutricionais dos alimentos, mas também os contextos sociais e culturais que influenciam as escolhas alimentares da população. É uma fonte valiosa de informações, tanto para profissionais da área de saúde quanto para o público em geral, pois apresenta recomendações práticas para o planejamento de refeições mais nutritivas, além de destacar a importância de uma alimentação diversificada, com foco em alimentos *in natura* ou minimamente processados. Por meio de suas orientações, é possível compreender como melhorar a qualidade de vida com escolhas alimentares mais conscientes, levando em conta os benefícios de uma dieta balanceada para a prevenção de doenças crônicas e a promoção do bem-estar.

Síntese

Neste capítulo, abordamos a dietoterapia chinesa e as necessidades contemporâneas, revelando como os princípios milenares da MTC podem ser adaptados para atender às exigências da sociedade moderna. A aplicação da dietoterapia chinesa no contexto atual não se limita ao tratamento de desequilíbrios energéticos, destacando-se também como uma poderosa ferramenta preventiva, capaz de promover uma alimentação que contribui para a redução do risco de doenças crônicas e a melhora do bem-estar geral. Também enfatizamos a importância da integração entre a dietoterapia chinesa e outras práticas da MTC, como a acupuntura e a fitoterapia, de forma a criar um tratamento holístico e personalizado para restabelecer a harmonia do corpo e da mente.

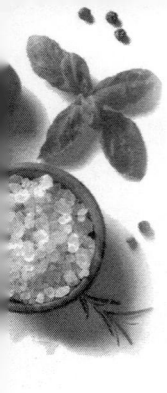

Por fim, examinamos o *Guia alimentar para a população brasileira*, oferecendo uma reflexão sobre como os princípios da dietoterapia chinesa podem ser alinhados com as recomendações alimentares contemporâneas para promover uma alimentação equilibrada que respeita tanto as necessidades individuais quanto os desafios da sociedade moderna. A leitura deste capítulo proporciona uma compreensão mais ampla sobre como adotar práticas alimentares que favoreçam a saúde física, além de propiciar o equilíbrio energético e emocional, essenciais para uma vida mais saudável e harmoniosa.

Questões para revisão

1. A adaptação da dietoterapia chinesa às necessidades modernas busca ajustar os princípios tradicionais às condições e aos desafios contemporâneos. Qual dos seguintes aspectos **não** é um fator considerado na adaptação da dietoterapia chinesa aos tempos atuais?

    a) A personalização das abordagens alimentares de acordo com as necessidades de cada indivíduo.

    b) A consideração dos avanços tecnológicos, como aplicativos e recursos *on-line* para orientação alimentar.

    c) A incorporação de alimentos típicos e ingredientes locais nas práticas alimentares.

    d) A resistência a alterações nas práticas tradicionais, preservando sua estrutura original sem adaptações.

    e) A integração dos princípios da dietoterapia chinesa com os conhecimentos da ciência nutricional moderna.

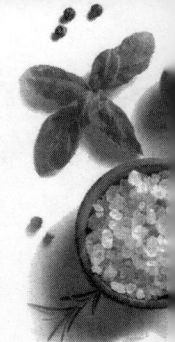

2. Qual é o principal objetivo da adaptação da dietoterapia chinesa às necessidades modernas, conforme descrito neste capítulo?
   a) Garantir que todos os indivíduos sigam um regime alimentar rígido e uniforme.
   b) Ignorar a diversidade cultural e alimentar, aplicando os mesmos princípios em todos os contextos.
   c) Incorporar práticas da medicina tradicional chinesa (MTC) sem considerar as condições de vida contemporâneas.
   d) Personalizar a dieta com base nas condições ambientais e culturais e nas necessidades individuais para promover um equilíbrio saudável.
   e) Eliminar a prática de dietas tradicionais em favor da implementação exclusiva de novos métodos científicos.

3. O *Guia alimentar para a população brasileira* (Brasil, 2014b) sugere várias práticas para promover uma alimentação saudável. Qual das alternativas a seguir está de acordo com as orientações desse documento?
   a) Priorizar o consumo de alimentos ultraprocessados, como refrigerantes e *fast foods*.
   b) Aumentar a ingestão de alimentos ricos em aditivos químicos e conservantes.
   c) Priorizar alimentos *in natura* ou minimamente processados, como frutas, verduras e cereais integrais.
   d) Evitar o consumo regular de alimentos *in natura* ou minimamente processados, como frutas e verduras.
   e) Incentivar a prática de dietas restritivas sem considerar as necessidades individuais.

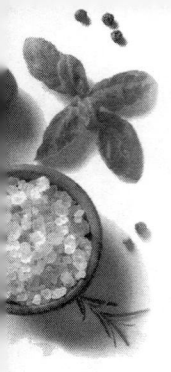

4. Como a alimentação pode atuar na prevenção de doenças e quais fatores devem ser considerados para garantir uma abordagem eficiente?

5. A medicina tradicional chinesa (MTC) adota uma abordagem única para o processo de adoecimento. Explique como essa perspectiva difere da medicina ocidental moderna e como considera os fatores externos e internos no desenvolvimento de doenças.

Questão para reflexão

1. Considerando a interconexão entre alimentação, estilo de vida e prevenção de doenças, reflita sobre como os hábitos alimentares e comportamentais que adotamos no dia a dia influenciam não apenas nossa saúde física, mas também nossa saúde mental e emocional. De que maneira a integração de práticas como a alimentação saudável, o exercício físico e o controle do estresse pode contribuir para um estilo de vida mais equilibrado e prevenir doenças crônicas?

Capítulo 5
Dietoterapia chinesa e condições clínicas

Conteúdos do capítulo

- Fitoterapia e dietoterapia.
- Alimentação no câncer.
- Alimentação nas doenças crônicas degenerativas.
- Abordagem dietética em condições agudas.
- Alimentação para grávidas e crianças.
- Integração da dietoterapia com a acupuntura.

Após o estudo deste capítulo, você será capaz de:

1. compreender a relação entre fitoterapia e dietoterapia;
2. aplicar a alimentação no contexto do câncer;
3. desenvolver estratégias alimentares para doenças crônicas degenerativas;
4. elaborar abordagens dietéticas para condições agudas;
5. planejar uma alimentação adequada para grávidas e crianças;
6. integrar a dietoterapia com a acupuntura.

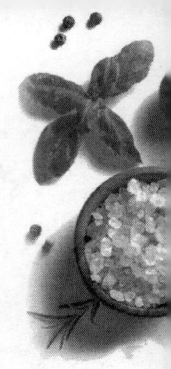

Neste capítulo, trataremos, de modo mais aprofundado, da fitoterapia, explorando sua conjunção poderosa com a dietoterapia. Essa combinação estratégica de ervas medicinais e recomendações dietéticas amplifica os benefícios terapêuticos, proporcionando uma abordagem holística para promover o equilíbrio e a vitalidade.

Além disso, abordaremos a dietoterapia para condições crônicas e degenerativas, examinando os princípios que orientam a escolha de ervas e alimentos específicos para lidar com condições de longa duração e processos degenerativos. Veremos também como a alimentação pode ser uma aliada fundamental no manejo dessas condições, propiciando suporte nutricional e contribuindo para a melhoria da qualidade de vida.

Em seguida, enfocaremos a abordagem dietética em condições agudas e em síndromes externas, considerando como a dietoterapia pode desempenhar um papel fundamental na recuperação de desequilíbrios agudos no organismo.

Por fim, analisaremos como a seleção cuidadosa de alimentos pode auxiliar na restauração da saúde durante episódios agudos, trabalhando em sinergia com outras práticas da medicina tradicional chinesa (MTC), como a acupuntura.

5.1 Utilização da fitoterapia chinesa em conjunto com a dietoterapia

A prática da fitoterapia é considerada uma atividade milenar que acompanha a história do ser humano e sua evolução. Há registros de que, na China de 3000 a.C., a população já compilava as ervas e suas indicações terapêuticas. Já no Brasil, fortaleceu-se a ideia de cura com o uso de plantas e seus aspectos medicinais, o que sobrevive até hoje (Fan et al., 2019).

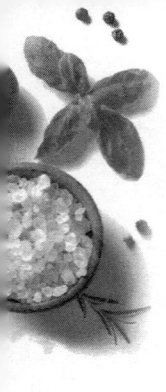

Os fitoterápicos industrializados devem ser regularizados pela Agência Nacional de Vigilância Sanitária (Anvisa) antes de serem comercializados. Nesse contexto, contudo, é preciso mencionar também que a dificuldade relativa à aplicabilidade de fitoterápicos não é somente burocrática e referente à legalização. De fato, um dos principais pontos a serem observados é a falta de instrução dos profissionais de saúde envolvidos.

É denominada *fitoterapia* a terapêutica que utiliza os medicamentos cujos constituintes ativos são plantas ou derivados vegetais – ainda que contenham sua origem baseada no conhecimento e no uso popular. No ano de 2016, o governo federal aprovou a Política Nacional de Plantas Medicinais e Fitoterápicos, por meio do Decreto n. 5.813, de 22 de junho de 2006 (Brasil, 2006a), possibilitando orientações assertivas e assegurando o uso dessas práticas na saúde pública. Todavia, a história da fitoterapia começa muito antes, tendo no ano de 2006 um de seus momentos mais importantes: a aprovação da Política Nacional de Práticas Integrativas e Complementares em Saúde (PNPIC), por meio da Portaria n. 971, de 3 de maio de 2006 (Brasil, 2006b), do Ministério da Saúde. Entre essas práticas, a utilização de plantas medicinais e a fitoterapia são as mais presentes.

A história da fitoterapia no Brasil inicia-se com a atuação dos primeiros médicos portugueses durante o período colonial. Diante da escassez de remédios empregados na Europa, esses profissionais começaram a empregar remédios de origem vegetal utilizados pelos povos indígenas (Brasil, 2012).

Apesar da magnitude da biodiversidade brasileira, estima-se que apenas 0,4% da flora do país constitui-se em dado de investigação. Essa informação entra em desencontro com a alta demanda do uso de medicamentos com base em plantas medicinais, estimada em torno de 25% dos medicamentos utilizados nacionalmente, o que demonstra a necessidade de mais estudos na área (Brasil, 2012).

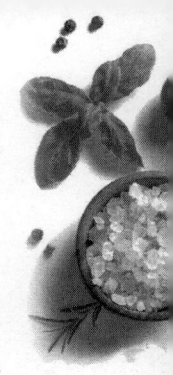

Os produtos fitoterápicos são disponibilizados de diferentes formas, como planta medicinal *in natura*, fitoterápico manipulado e fitoterápico industrializado. Ao procurarem um fitoterápico, muitos indivíduos acabam confundindo esse produto com o uso de plantas medicinais. De acordo com a Anvisa, o medicamento fitoterápico é aquele obtido exclusivamente de matérias-primas de origem vegetal, com qualidade constante, reprodutível e que já passou por um processamento, precisando apresentar todas as documentações técnico-científicas em publicações ou ensaios clínicos (Brasil, 2014a).

O uso de plantas na prevenção e no combate de doenças, principalmente doenças crônicas não transmissíveis (DCNT), é considerado uma prática milenar. Nas últimas décadas, o interesse pelo estudo da farmacognosia – estudo dos princípios ativos naturais – tem aumentado consideravelmente, dado que a população tem buscado alimentos que, além de saborosos, apresentem benefícios adicionais à qualidade de vida e à preservação da saúde.

Figura 5.1 – Envase de óleo essencial com ervas medicinais

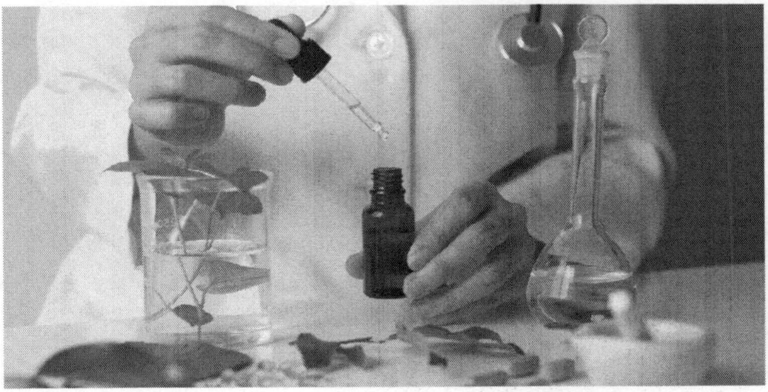

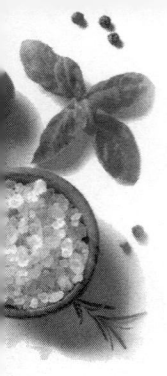

5.1.1 Câncer e fitoterapia

O câncer é uma condição crônica que representa um importante problema de saúde pública, sendo considerado a segunda causa de mortalidade no mundo. Sua definição abrange mais de 100 diferentes tipos de doenças malignas que têm em comum o crescimento desordenado de células, as quais podem invadir tecidos adjacentes ou órgãos a distância. Estudos têm apontado que determinadas espécies de plantas têm efeito antineoplásico, ou seja, podem destruir células malignas e evitar ou inibir o crescimento e a disseminação de tumores. Nesse cenário, a fitoterapia vem ganhando espaço e aceitação na área da oncologia (Lam et al., 2019).

Os princípios ativos naturais encontrados nas plantas podem contribuir para a apoptose celular e a inibição do crescimento, da migração e da proliferação das células cancerígenas. Um dos exemplos de princípios ativos é a curcumina, encontrada na *Curcuma longa* L. Estudos mostram seu potencial contra o câncer de mama e comprovam sua eficácia anti-inflamatória, antimicrobiana e imunomoduladora (Marmitt, 2016).

Além de atuar de modo preventivo, a fitoterapia pode auxiliar os pacientes oncológicos no manejo dos sintomas relatados durante o tratamento quimioterápico. Dessa forma, as plantas medicinais mais estudadas em oncologia são: *Aloe vera*, como tratamento para a mucosite; *Cannabis sativa*, para o controle da dor; e *Zingiber officinale* (gengibre), para o manejo de náuseas e vômitos. No que tange ao gengibre, apesar de os mecanismos de ação para as náuseas não serem plenamente compreendidos, sabe-se que podem resultar da capacidade de esse alimento evitar arritmias gástricas por meio da inibição da produção das prostaglandinas, mesmo que não haja inibição de sua função.

5.1.2 Dislipidemias e fitoterapia

As dislipidemias são caracterizadas por anormalidades no metabolismo dos lipídios, que, assim, se apresentam em concentrações alteradas no plasma. A descompensação metabólica dos lipídios contribui para o desenvolvimento de doenças cardiovasculares, resultando em processos sistêmicos que culminam na formação de placas ateroscleróticas, que aumentam o risco de infarto agudo do miocárdio, acidente vascular cerebral, doença cardíaca isquêmica, insuficiência cardíaca, doença arterial coronariana, doença cerebrovascular, doença vascular periférica, entre outros (Xavier et al., 2013).

O tratamento das dislipidemias, em sua maioria, inclui o uso de fármacos, entre eles as classes de medicamentos à base de estatinas, resinas e ezetimiba, que são eficientes na redução do colesterol. Além desses fármacos, utiliza-se como complemento a fitoterapia, considerando-se o uso das plantas medicinais tradicionais como uma alternativa eficaz. Por exemplo, alimentos como a aveia, por conta da quantidade de fibras, acabam auxiliando na redução do colesterol (Thongoun et al., 2013).

5.2 Dietoterapia para condições crônicas e degenerativas

Na abordagem da dietoterapia chinesa para condições crônicas e degenerativas, destacamos a importância de selecionar alimentos que não apenas ofereçam suporte nutricional, mas também ajudem especificamente nos desequilíbrios subjacentes relacionados a essas condições de longa duração. A ênfase recai sobre a prevenção e o gerenciamento dessas condições por meio de escolhas dietéticas estratégicas.

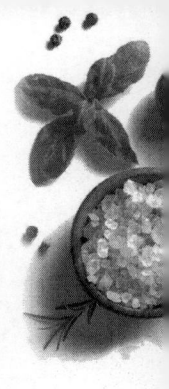

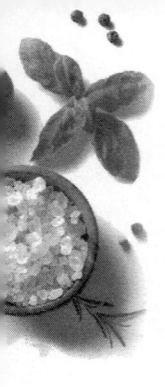

Em casos de condições crônicas como obesidade, diabetes, hipertensão e doenças cardiovasculares, a dietoterapia chinesa sugere o consumo de alimentos que auxiliem no controle glicêmico e na promoção da saúde cardiovascular. Exemplos incluem grãos integrais, vegetais folhosos, peixes ricos em ômega-3, como salmão, e ervas específicas como a cúrcuma, conhecida por suas propriedades anti-inflamatórias.

Para condições degenerativas, como osteoartrite ou osteoporose, a dietoterapia busca alimentos que fortaleçam ossos e articulações. Aqui, alimentos ricos em cálcio, vitamina D e magnésio são destaques. Exemplos incluem laticínios, folhas verdes escuras, sementes de chia e peixes como sardinha.

No Quadro 5.1, a seguir, estão descritos alimentos que podem auxiliar em cada uma das condições citadas anteriormente.

Quadro 5. 1 – Alimentos protetores para doenças crônicas e degenerativas

Condição	Alimentos auxiliares
Obesidade	Frutas e vegetais frescos, grãos integrais, proteínas magras, como peito de frango e peixe, e alimentos ricos em fibras, como aveia e leguminosas. Evitar alimentos processados e ricos em gorduras saturadas.
Diabetes	Vegetais não amiláceos, grãos integrais, leguminosas, peixes ricos em ômega-3, como salmão, e fontes magras de proteína. Limitar o consumo de açúcares refinados e carboidratos simples.
Hipertensão	Frutas e vegetais ricos em potássio, como bananas e espinafre, peixes ricos em ômega-3, grãos integrais, nozes e sementes. Reduzir a ingestão de sódio, limitando alimentos processados e adicionando pouco sal às refeições.
Osteoartrite	Peixes ricos em ácidos graxos ômega-3, vegetais crucíferos, como brócolis e couve, frutas cítricas, nozes e sementes. Evitar alimentos processados e reduzir o consumo de carnes vermelhas.

(continua)

(Quadro 5.1 – conclusão)

Condição	Alimentos auxiliares
Osteoporose	Alimentos ricos em cálcio, como laticínios, vegetais de folhas verdes, sardinha, salmão e tofu. Além disso, a vitamina D é essencial, podendo ser obtida por meio da exposição ao sol e alimentos fortificados, como cereais e leite. Reduzir a ingestão de cafeína e refrigerantes.

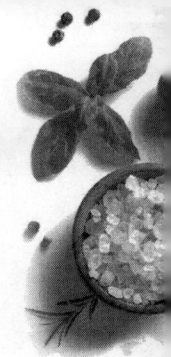

É vital adaptar as escolhas à condição específica e às necessidades individuais. A dietoterapia chinesa oferece uma abordagem personalizada que considera não apenas os sintomas, mas também a constituição única de cada pessoa, visando promover a saúde em longo prazo e mitigar os efeitos adversos das condições crônicas e degenerativas.

5.3 Obesidade e dietoterapia chinesa

Reservamos esta seção para tratar exclusivamente da obesidade em razão de sua alta prevalência nos últimos anos e sua relação palpável com a dietoterapia chinesa. De acordo com a pesquisa de Vigilância de Fatores de Risco e Proteção para Doenças Crônicas por Inquérito Telefônico (Vigitel) de 2023 (Monteiro et al., 2019), as taxas de obesidade têm aumentado significativamente no Brasil. Considerada uma pandemia, a obesidade atinge todas as camadas sociais e faixas etárias, sendo caracterizada pelo excesso de gordura corporal de origem multifatorial. Apresentando implicações adversas e potencialmente significativas para a manutenção da saúde, essa doença tem sua etiologia funcionalmente relacionada a fatores endócrinos, ambientais, culturais, socioeconômicos e genéticos, apresentando ligações com diversas variáveis psicossociais (Monteiro et al., 2019).

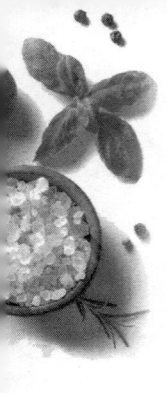

De acordo com as Diretrizes Brasileiras de Obesidade 2016, publicadas pela Associação Brasileira para o Estudo da Obesidade e da Síndrome Metabólica (Abeso), há três componentes primários no sistema neuroendócrino relacionados com o desenvolvimento da obesidade: (1) sistema aferente, que envolve a leptina e outros sinais de saciedade e de apetite de curto prazo; (2) unidade de processamento do sistema nervoso central; e (3) sistema eferente, um complexo de apetite, saciedade e efetores autonômicos e termogênicos que leva ao estoque energético (Mancini, 2016). O tratamento é dividido em dois grandes grupos, que abrangem o manejo farmacológico e o não farmacológico.

No que tange ao manejo não farmacológico, os fitoterápicos têm se destacado cada vez mais como uma alternativa para o tratamento da obesidade. Grande parte dos estudos realizados com fitoterápicos no auxílio à perda de peso cita a *Camellia sinensis* (chá verde), a *Cynara scolymus* L. (alcachofra) e o *Phaseolus vulgaris* (feijão branco) (Weisheimer et al., 2015).

O chá verde (*Camellia sinensis*) tem seu uso atrelado a uma perda de peso significativa por sua composição rica em polifenóis, substâncias produzidas pela planta que lhe conferem diversos mecanismos de defesa. O resultado de seu uso é o aumento do gasto energético das células e a redução da digestão de macronutrientes pela inibição da ação de enzimas digestivas de origem pancreática (Weisheimer et al., 2015).

A alcachofra (*Cynara scolymus* L.) apresenta larga utilização na medicina tradicional e resulta em ação hepatoestimulante, colagoga e colerética (atua aumentando a secreção e a produção de bile, respectivamente), hipocolesterolêmica e diurética (Weisheimer et al., 2015).

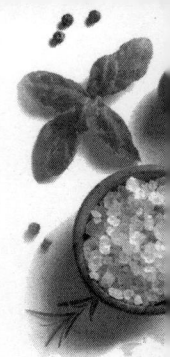

Por fim, o popular feijão branco (*Phaseolus vulgaris*) atua inibindo a enzima digestiva alfa-amilase, ou seja, tem um papel importante ao impedir a digestão de carboidratos complexos, diminuindo, assim, o número de calorias de carboidratos absorvidos e, potencialmente, promovendo perda de peso (Weisheimer et al., 2015).

Independentemente da escolha do fitoterápico, destacamos a necessidade do acompanhamento do profissional médico e do nutricionista, além da confirmação científica de seu uso. Vale ressaltar que muitas plantas com potencial na redução de peso ainda requerem estudos com metodologias mais robustas.

5.4 Abordagem dietética em condições agudas

Na dietoterapia chinesa, a abordagem em condições agudas e síndromes externas é caracterizada por uma resposta rápida e específica para fortalecer o corpo contra invasões patogênicas e aliviar sintomas agudos. Em situações como resfriados, gripes e febres, a dieta atua no suporte imunológico e na recuperação rápida.

Durante condições agudas de vento-frio, em que os sintomas incluem febre, calafrios e dor de garganta, recomenda-se o consumo de alimentos que ajudem a dispersar o frio e promovam o calor interno. Alimentos como gengibre, alho, canela e chá de ervas quente podem ser benéficos nesses casos, contribuindo para aumentar a temperatura interna e aliviar os sintomas associados ao frio externo.

Já em situações de calor-umidade, caracterizadas por sintomas como febre, sudorese excessiva e desconforto, a dietoterapia sugere o consumo de alimentos com propriedades refrescantes e que eliminem a umidade do corpo. Exemplos incluem melancia, pepino, chá de menta e limão, que auxiliam na hidratação e no equilíbrio térmico.

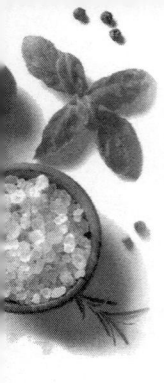

No Quadro 5.2, a seguir, estão descritas algumas condições agudas e são apresentados exemplos de alimentos que podem auxiliar no suporte nutricional durante esses períodos.

Quadro 5.2 – Alimentos auxiliares para condições agudas

Condição aguda	Alimentos auxiliares
Resfriado ou gripe	Caldos de legumes, chás de ervas, alho, gengibre, frutas cítricas, mel, alimentos ricos em vitamina C e zinco. Evitar laticínios, que podem aumentar a produção de muco.
Infecção gastrointestinal	Banana, maçã, arroz, torradas, sopa de caldo de galinha, alimentos ricos em probióticos (iogurte natural), gengibre e chá de hortelã. Evitar alimentos gordurosos e lácteos.
Febre	Líquidos claros, como água, chás e caldos, frutas aquosas, como melancia e melão, alimentos ricos em eletrólitos, como sopa de galinha e bebidas esportivas. Evitar cafeína e álcool.
Lesões traumáticas	Alimentos ricos em vitamina C (frutas cítricas, morangos, *kiwi*), proteínas magras, alimentos ricos em ferro (espinafre, carne magra) para suporte à cicatrização.
Cirurgia	Alimentos de fácil digestão, como sopas, purês e *smoothies*, proteínas magras, alimentos ricos em fibras solúveis e vitamina C para auxiliar na cicatrização. Evitar alimentos duros e fibrosos.

É essencial ressaltar que a abordagem dietética para condições agudas deve ser temporária e adaptada às características específicas do paciente. A individualização é fundamental na dietoterapia chinesa, considerando-se a constituição do indivíduo e as manifestações clínicas únicas de cada síndrome externa. Portanto, a escolha dos alimentos deve ser guiada pelas necessidades específicas de cada pessoa, visando promover uma recuperação eficaz e equilibrar o organismo diante de condições agudas.

5.5 Considerações dietéticas para grávidas e crianças

A dietoterapia chinesa oferece uma abordagem especializada para cuidados alimentares durante a gestação e a infância, reconhecendo a importância única desses períodos da vida. Durante a gravidez, as considerações dietéticas visam não apenas nutrir a mãe, mas também promover o desenvolvimento saudável do feto e equilibrar as mudanças energéticas ocorridas nesse período.

Para gestantes, recomenda-se o consumo de alimentos que fortaleçam o sangue e o Qi, essenciais para a saúde materna e fetal. Ingredientes como carne magra, ovos, legumes de folhas escuras e grãos integrais são ricos em nutrientes e promovem a vitalidade. Evitar alimentos crus ou excessivamente frios é uma prática comum, visto que a dietoterapia chinesa busca manter o equilíbrio térmico durante a gestação.

No caso de crianças, a abordagem dietética busca não somente garantir o crescimento adequado, mas também equilibrar as energias em desenvolvimento. Alimentos que fortalecem o baço e o estômago, como cereais integrais, vegetais cozidos e frutas frescas, são frequentemente recomendados. Evitar excessos de alimentos processados, açúcares e refrigerantes é uma diretriz importante para promover uma base saudável desde a infância.

No Quadro 5.3, a seguir, estão indicados os alimentos auxiliares de acordo com a fase da vida.

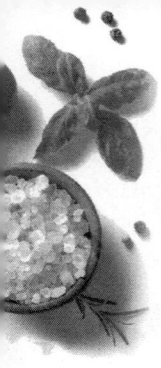

Quadro 5.3 – Alimentos auxiliares de acordo com a fase da vida

Fase da vida	Alimentos auxiliares
Gravidez	Ácido fólico: vegetais de folhas verdes, legumes, feijões, lentilhas. Ferro: carne magra, peixe, ovos, legumes. Cálcio: laticínios, folhas verdes, tofu. Ômega-3: peixes gordurosos, nozes, sementes de chia. Frutas e vegetais variados para ingestão de fibras e vitaminas.
Amamentação	Alimentos ricos em cálcio (laticínios, folhas verdes), proteínas magras, ferro (carne magra, legumes), ômega-3 (peixes gordurosos, sementes de chia, nozes). Hidratação adequada. Evitar cafeína e álcool.
Alimentação infantil (1 a 3 anos)	Leite materno ou fórmula, cereais integrais, frutas frescas, vegetais cozidos, proteínas magras (carne, ovos), laticínios, legumes. Evitar açúcares adicionados, alimentos processados e bebidas açucaradas.
Alimentação infantil (4 a 6 anos)	Incluir variedade de alimentos dos grupos alimentares: frutas, vegetais, proteínas magras, grãos integrais e laticínios. Limitar alimentos processados e açúcares adicionados. Estimular hábitos alimentares saudáveis desde cedo.
Alimentação infantil (7 a 12 anos)	Reforçar hábitos alimentares saudáveis, incentivar a participação em escolhas alimentares, variar entre diferentes alimentos de cada grupo alimentar. Estabelecer horários regulares para as refeições e evitar excesso de alimentos processados.

É fundamental destacar que, tanto no caso das gestantes quanto no de crianças, a individualidade desempenha um papel essencial. Cada mulher grávida e cada criança apresenta características únicas, e a dietoterapia chinesa leva em consideração essas diferenças ao fornecer orientações personalizadas. Ao integrar princípios tradicionais com a compreensão das necessidades específicas de grávidas e crianças, a dietoterapia chinesa contribui para uma abordagem holística e equilibrada na promoção da saúde durante esses estágios específicos da vida.

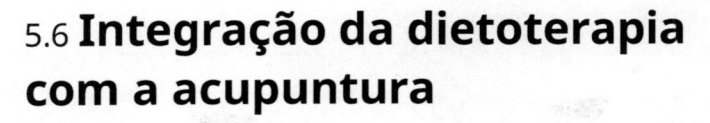

5.6 Integração da dietoterapia com a acupuntura

A alimentação desempenha um papel significativo na prática da acupuntura e está intrinsecamente ligada aos princípios da medicina tradicional chinesa (MTC). Embora a acupuntura seja uma técnica terapêutica que envolve a inserção de agulhas em pontos específicos do corpo para estimular o fluxo de energia vital (Qi), a abordagem chinesa para a saúde vai além da simples aplicação de agulhas.

Na MTC, a alimentação é considerada uma forma essencial de manter o equilíbrio do corpo e promover a saúde. A dieta é vista como uma maneira de ajustar o Yin e o Yang, os cinco elementos e outros conceitos fundamentais da MTC. Portanto, uma dieta equilibrada é entendida como uma ferramenta importante para sustentar o equilíbrio energético e melhorar a eficácia do tratamento de acupuntura.

Além disso, certos princípios dietéticos chineses podem ser recomendados em conjunto com as sessões de acupuntura para potencializar os resultados terapêuticos. Isso pode incluir orientações sobre alimentos específicos, temperaturas dos alimentos, métodos de preparação e outros aspectos dietéticos que visam apoiar a harmonia interna do corpo. Por exemplo, em casos de deficiência de Qi, a acupuntura pode ser combinada com a ingestão de alimentos energéticos, como cereais integrais, para fortalecer a energia vital; em situações de excesso de calor, a escolha de alimentos frescos e de natureza mais fria pode potencializar os efeitos benéficos da acupuntura, ajudando a dissipar o calor excessivo.

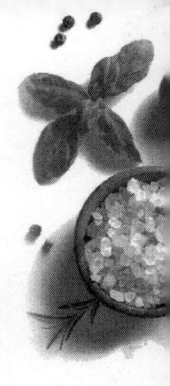

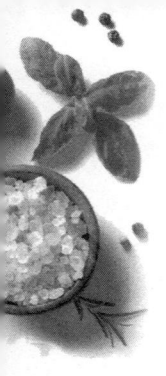

A integração dessas duas práticas possibilita uma abordagem mais completa e personalizada, considerando-se as necessidades únicas de cada indivíduo. A harmonia entre a acupuntura e a dietoterapia chinesa reflete a essência da MTC, que busca restaurar o equilíbrio energético e promover a saúde de maneira holística.

> **Indicação cultural**
>
> OS BENEFÍCIOS da acupuntura. Brasil: BandNews Docs, 2023. 24 min. Disponível em: <https://www.youtube.com/watch?v=WyouzwsqTSk>. Acesso em: 3 jan. 2025.
>
> O documentário apresenta uma visão sobre a história da acupuntura no Brasil, seus benefícios terapêuticos e a importância de um diagnóstico médico correto para garantir a segurança e a eficácia do tratamento. O documentário é uma excelente fonte de informação para quem busca entender melhor como essa prática milenar pode contribuir para a saúde e o bem-estar.

Síntese

Neste capítulo, abordamos como a dietoterapia chinesa pode ser integrada ao tratamento de diversas condições de saúde, desde doenças crônicas até situações agudas. A análise incluiu a fitoterapia como complemento essencial à dietoterapia, com o objetivo de promover um tratamento holístico e personalizado. Também destacamos o papel fundamental da alimentação nas doenças crônicas. Já nas doenças agudas a dieta deve ser adaptada de modo a auxiliar na recuperação. É por essas questões que a dietoterapia é algo fundamental no bem-estar da população.

Questões para revisão

1. Qual é a principal recomendação dietética para gestantes de acordo com a dietoterapia chinesa?
   a) Consumir alimentos crus para melhorar a digestão.
   b) Evitar alimentos de origem animal, como carnes e ovos.
   c) Incluir alimentos que fortaleçam o sangue e o Qi, como carne magra, ovos e legumes de folhas escuras.
   d) Priorizar alimentos ricos em açúcares para manter a energia.
   e) Evitar o consumo de alimentos frescos, como frutas e vegetais.

2. Na alimentação infantil, a dietoterapia chinesa enfatiza a importância de:
   a) incluir alimentos processados para garantir o crescimento rápido.
   b) evitar totalmente alimentos naturais, como frutas e vegetais.
   c) estimular o consumo de alimentos ricos em açúcar e bebidas açucaradas.
   d) garantir o consumo de cereais integrais, vegetais cozidos e proteínas magras, evitando alimentos processados.
   e) evitar o consumo de laticínios para prevenir alergias.

3. Como a dietoterapia chinesa integra a alimentação com a acupuntura?
   a) A alimentação não tem influência sobre a acupuntura – são práticas independentes.
   b) A alimentação é usada apenas para tratar deficiências de Qi, sem considerar o Yin e o Yang.
   c) A dieta é ajustada para equilibrar o Yin e o Yang e os cinco elementos, bem como melhorar a eficácia da acupuntura.

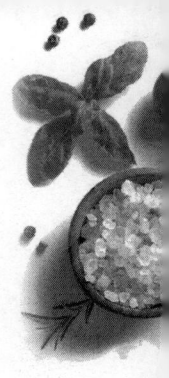

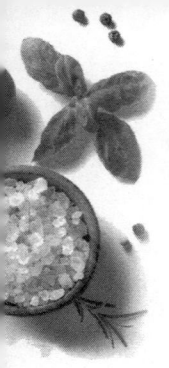

d) A acupuntura deve ser realizada sem nenhuma consideração alimentar.

e) A dieta é usada apenas para controlar doenças específicas, sem levar em conta o equilíbrio energético.

4. Como a dietoterapia chinesa aborda o tratamento da obesidade, considerando os aspectos energéticos e multifatoriais envolvidos?

5. Explique a abordagem dietética da dietoterapia chinesa em condições agudas, como gripes ou febres, e descreva como os alimentos podem contribuir para a recuperação e o equilíbrio do corpo.

Questão para reflexão

1. A dietoterapia chinesa oferece uma abordagem holística no tratamento de condições como obesidade e doenças agudas, considerando não apenas os aspectos físicos, mas também as energias do corpo e a interação com o ambiente. Refletindo sobre as práticas alimentares descritas para gestantes, crianças e condições agudas, como você acredita que a integração da dietoterapia chinesa com a medicina ocidental pode contribuir para um cuidado mais completo e personalizado ao paciente, especialmente em situações de doenças crônicas e emergenciais?

Capítulo 6
Pesquisas na área da dietoterapia

Conteúdos do capítulo

- Integração da tecnologia na prática da dietoterapia chinesa.
- Tendências emergentes em nutrição integrativa.
- Desafios contemporâneos.
- Desenvolvimento pessoal na área.

Após o estudo deste capítulo, você será capaz de:

1. integrar a tecnologia na prática da dietoterapia chinesa;
2. reconhecer as tendências emergentes em nutrição integrativa;
3. enfrentar os desafios contemporâneos da dietoterapia;
4. promover o desenvolvimento pessoal na área de dietoterapia chinesa.

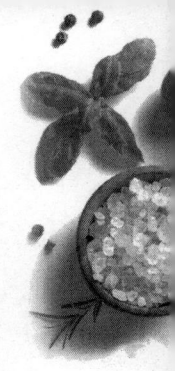

Neste capítulo, dedicaremos nossa atenção a aspectos essenciais que conectam a sabedoria ancestral chinesa às demandas e inovações do século XXI, ressaltando a importância crescente da dietoterapia chinesa. Em um mundo marcado por rápidas mudanças, a compreensão das pesquisas atuais em dietoterapia chinesa torna-se vital. Cientistas e praticantes se unem para investigar a fundo as propriedades terapêuticas dos alimentos, alinhando a tradição aos avanços contemporâneos.

A integração da tecnologia na prática da dietoterapia destaca-se como um ponto importante, revelando como as ferramentas modernas podem aprimorar as abordagens dietéticas tradicionais. Por meio de aplicativos, monitoramento de dados e outros recursos digitais, a dietoterapia chinesa encontra novos modos de personalização e acompanhamento, adaptando-se às necessidades individuais dos pacientes na era digital.

Ao explorarmos as tendências emergentes em nutrição integrativa, reconhecemos a interseção entre as práticas alimentares chinesas e as correntes contemporâneas da nutrição global. A busca por uma alimentação mais consciente e integrada à saúde ganha destaque, ressaltando a relevância da dietoterapia chinesa como um modelo holístico de bem-estar.

No entanto, não podemos ignorar os desafios contemporâneos na aplicação da dietoterapia chinesa. Em um contexto em constante transformação, surge a necessidade de preservar e adaptar os ensinamentos ancestrais da medicinal tradicional chinesa (MTC) para atender às complexidades da vida moderna. Essa reflexão nos leva a considerar as perspectivas futuras e o desenvolvimento profissional na área, delineando um caminho para os profissionais que buscam tanto compreender quanto moldar o futuro promissor da dietoterapia chinesa.

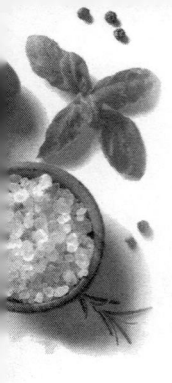

Nessa jornada, unimos tradição e inovação, passado e presente, vislumbrando um horizonte em que as práticas alimentares chinesas não apenas perdurem, mas também prosperem e se integrem de maneira harmoniosa no panorama global de cuidados com a saúde. Em um mundo cada vez mais consciente da importância da conexão entre alimentação e bem-estar, a dietoterapia chinesa emerge como uma luz orientadora para uma vida mais saudável e equilibrada.

6.1 Pesquisas atuais em dietoterapia chinesa

As pesquisas atuais em dietoterapia chinesa revelam um cenário dinâmico, moldado pelas demandas de saúde contemporâneas. Em um mundo no qual as principais doenças crônicas, como diabetes, doenças cardiovasculares e distúrbios metabólicos, estão em ascensão, os cientistas exploram incansavelmente as potenciais contribuições da dietoterapia chinesa para abordar esses desafios globais.

A personalização da dietoterapia torna-se uma peça-chave nas investigações, considerando marcadores individuais, como perfil genético, microbioma intestinal e características específicas de saúde. Essa abordagem individualizada visa otimizar os benefícios terapêuticos, reconhecendo a diversidade biológica entre os indivíduos e proporcionando tratamentos mais eficazes, conforme demonstrado no Quadro 6.1.

Quadro 6.1 – Métodos de personalização de dietas

Método	Descrição
Sequenciamento de DNA	A análise do perfil genético permite identificar variantes genéticas relacionadas ao metabolismo, resposta a certos nutrientes e predisposições a condições específicas. Isso ajuda na adaptação da dieta de acordo com as necessidades genéticas individuais.
Espectrometria de massa	Técnicas de espectrometria de massa analisam moléculas presentes nos fluidos corporais, oferecendo informações detalhadas sobre o metabolismo. Isso pode ajudar na identificação de metabólitos específicos e na compreensão de como diferentes alimentos afetam o organismo.
Sequenciamento do microbioma	A análise do microbioma intestinal revela a composição das bactérias presentes no trato gastrointestinal. Essas informações são fundamentais para personalizar a dieta, pois diferentes microbiomas respondem de maneira única aos alimentos.
Aplicativos de rastreamento alimentar	Ferramentas digitais permitem que os usuários registrem sua ingestão alimentar diária. Alguns aplicativos utilizam algoritmos para analisar padrões alimentares e oferecer recomendações personalizadas com base nas metas de saúde individual.
Sensores integrados	Dispositivos *wearables* podem monitorar parâmetros de saúde em tempo real, como níveis de glicose, atividade física e qualidade do sono. Esses dados são valiosos para adaptar a dieta às necessidades específicas do usuário.

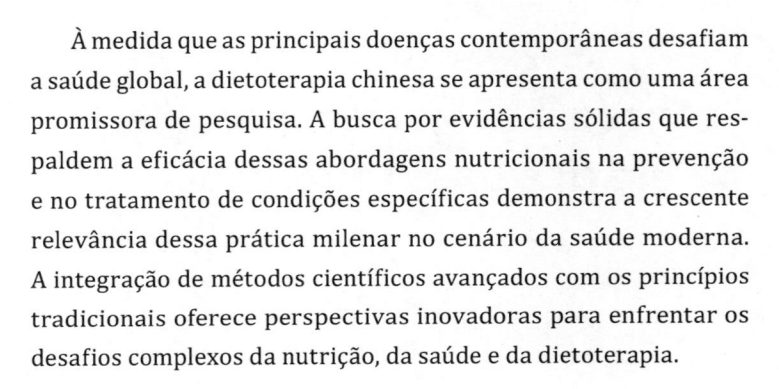

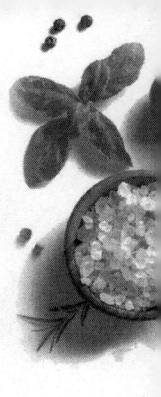

À medida que as principais doenças contemporâneas desafiam a saúde global, a dietoterapia chinesa se apresenta como uma área promissora de pesquisa. A busca por evidências sólidas que respaldem a eficácia dessas abordagens nutricionais na prevenção e no tratamento de condições específicas demonstra a crescente relevância dessa prática milenar no cenário da saúde moderna. A integração de métodos científicos avançados com os princípios tradicionais oferece perspectivas inovadoras para enfrentar os desafios complexos da nutrição, da saúde e da dietoterapia.

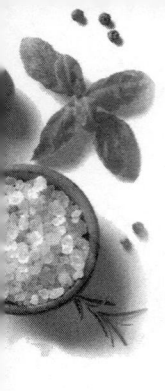

As atuais pesquisas na dietoterapia chinesa convergem para a compreensão de que uma alimentação equilibrada e planejada desempenha um papel fundamental na manutenção da saúde. A abordagem se baseia no equilíbrio dos cinco elementos e nas energias Yin e Yang, considerando aspectos cruciais dos alimentos, como sabor, cor, função e natureza energética. A associação de cada alimento a um órgão específico, representando um elemento, é essencial na organização da alimentação. Além disso, reconhece-se a importância de ajustar a dieta conforme as mudanças sazonais, buscando-se harmonia com a energia da natureza.

A individualização da alimentação é um ponto central, levando em conta a constituição, o estado de saúde, o histórico clínico, a rotina e o estilo de vida de cada pessoa. Nesse contexto, a adaptação da dieta não é apenas uma recomendação genérica, mas uma prática personalizada que reconhece a singularidade de cada indivíduo. Antes de indicar qualquer alimento, é imprescindível realizar um diagnóstico energético completo, compreendendo-se os desequilíbrios dos cinco elementos e das energias Yin e Yang. A abordagem clássica da dietoterapia chinesa destaca que não tratamos apenas sintomas, mas pessoas, cada uma delas única em suas características e necessidades.

6.2 Integração da tecnologia na prática da dietoterapia

A fusão entre os princípios tradicionais da dietoterapia chinesa e os avanços tecnológicos contemporâneos marca uma evolução significativa no campo da nutrição e da saúde. A integração da tecnologia na prática da dietoterapia não apenas harmoniza a sabedoria milenar com a inovação tecnológica, mas também visa aprimorar a precisão, a personalização e a acessibilidade das abordagens para promover a saúde e o bem-estar.

No âmbito da dietoterapia chinesa, aplicativos e *softwares* especializados têm desempenhado um papel impactante. Essas ferramentas oferecem informações detalhadas sobre alimentos, receitas personalizadas e orientações dietéticas específicas para diversas condições de saúde. Além disso, proporcionam uma maneira eficaz de acompanhar o progresso dos pacientes, possibilitando uma avaliação mais clara e objetiva dos resultados alcançados.

No Quadro 6.2, a seguir, constam alguns exemplos de *softwares* que podem auxiliar no acesso a informações nutricionais e oferecer suporte no planejamento e na adesão à dietoterapia almejada.

Quadro 6.2 – *Softwares* de informações nutricionais

Software	Descrição
MyFitnessPal	Aplicativo e *site* que permite o acompanhamento de alimentos consumidos, a contagem de calorias e o monitoramento do progresso em direção a metas específicas.
Cronometer	Plataforma *on-line* que fornece informações detalhadas sobre a composição nutricional dos alimentos, permitindo que os usuários monitorem sua ingestão de nutrientes.
Nutrify	Aplicativo brasileiro que oferece planos alimentares personalizados e informações nutricionais sobre os alimentos consumidos.
FoodData Central (FDC)	Mantido pelo Departamento de Agricultura dos Estados Unidos (USDA), o FDC fornece uma extensa base de dados sobre a composição nutricional de alimentos.
NutritionData (self.com)	*Site* que oferece informações nutricionais detalhadas, gráficos e ferramentas interativas para avaliar a qualidade dos alimentos.
Fitbit	Além do monitoramento de atividades físicas, o Fitbit oferece recursos para acompanhar a ingestão alimentar, registrar alimentos consumidos e gerenciar metas nutricionais.

(continua)

(Quadro 6.2 – conclusão)

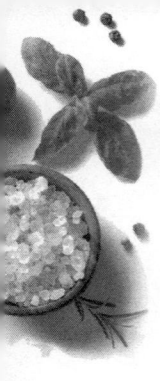

Software	Descrição
Smart Kitchen	Tecnologias emergentes, como dispositivos de monitoramento inteligente de alimentos e utensílios de cozinha conectados, que auxiliam na preparação de refeições saudáveis.
Evernote Food	Aplicativo para registrar e organizar receitas, além de permitir o acompanhamento de hábitos alimentares.
Dietary Guidelines for Americans (DGA)	O *site* oficial fornece diretrizes alimentares baseadas em pesquisas científicas para promover a saúde e prevenir doenças nos Estados Unidos.

Outro avanço notável é a incorporação de dispositivos e sensores que monitoram parâmetros como atividade física, padrões de sono e até mesmo sinais vitais. Esses dados são cruciais para uma abordagem holística da dietoterapia, permitindo ajustes contínuos nas recomendações alimentares com base nas necessidades individuais e nas mudanças no estilo de vida.

A telemedicina surge como uma ferramenta vital nessa integração, viabilizando a realização de consultas remotas e o acompanhamento regular dos pacientes. Esse recurso é particularmente benéfico para indivíduos que enfrentam desafios geográficos ou restrições de mobilidade. A telemedicina é uma modalidade inovadora e eficiente de prestação de serviços médicos que utiliza tecnologias de informação e comunicação (TICs) para realizar consultas a distância. Por meio de plataformas digitais e ferramentas *on-line*, profissionais de saúde conseguem fazer avaliações, diagnósticos e acompanhamento de pacientes, eliminando barreiras físicas e proporcionando acesso a cuidados médicos em qualquer lugar.

Essa abordagem envolve o uso de diversas formas de comunicação, como videoconferências, chamadas de áudio, troca de mensagens e compartilhamento de documentos eletrônicos. A telemedicina não se restringe a consultas médicas, abrangendo também a emissão de receitas, orientações terapêuticas, monitoramento de condições crônicas, esclarecimento de dúvidas e até mesmo a realização de exames remotos.

A telemedicina tornou-se ainda mais relevante em situações de emergência, como epidemias ou pandemias, permitindo que pacientes recebam atendimento sem a necessidade de deslocamento físico, o que reduz riscos de contágio. Além disso, oferece maior acessibilidade a cuidados de saúde, especialmente para pessoas que residem em regiões remotas ou enfrentam limitações de mobilidade.

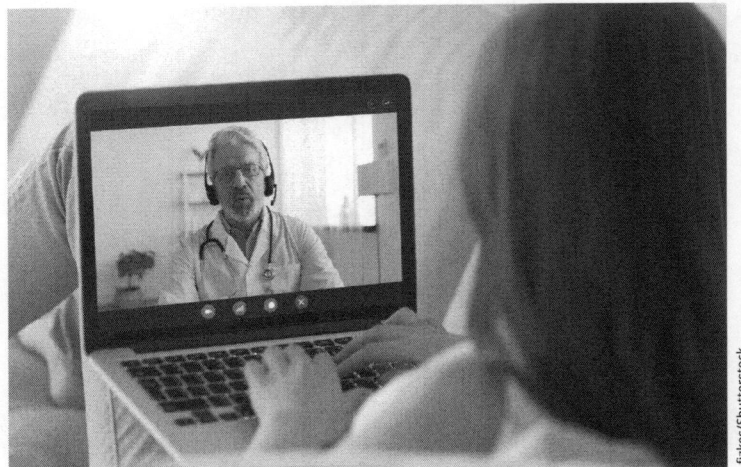

Figura 6.1 – Paciente em telemedicina

fizkes/Shutterstock

A segurança dos dados e a privacidade do paciente são considerações fundamentais na telemedicina, e as plataformas são projetadas para garantir a confidencialidade das informações compartilhadas durante as consultas virtuais. No cenário atual, a telemedicina desempenha um papel importante na transformação e na modernização dos serviços de saúde, proporcionando alternativas flexíveis e eficazes para a prestação de cuidados médicos.

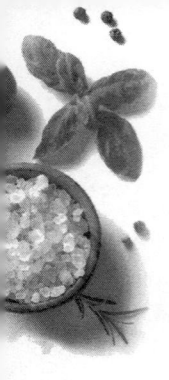

É essencial, no entanto, manter um equilíbrio entre a tecnologia e a abordagem holística da dietoterapia chinesa. A integração bem-sucedida deve preservar a essência do entendimento chinês da alimentação, reconhecendo-a como uma prática que transcende os aspectos nutricionais, tendo em vista os princípios energéticos e a individualidade das pessoas.

6.3 Tendências emergentes em nutrição integrativa

A ciência da nutrição tem seu foco na compreensão profunda dos impactos da alimentação não apenas no corpo físico, mas também nos aspectos emocionais, mentais e espirituais.

A nutrição integrativa, como parte dessas tendências, destaca-se pela ênfase na individualidade biológica. Por meio de avanços na genômica nutricional e de testes personalizados, os profissionais de saúde conseguem fornecer orientações dietéticas específicas, considerando a resposta única de cada indivíduo aos alimentos. Essa abordagem personalizada visa otimizar a nutrição incorporando fatores genéticos e metabólicos na equação.

Outra vertente notável na nutrição integrativa é a integração da microbiota intestinal na prática nutricional. O reconhecimento do papel das bactérias intestinais na saúde geral impulsiona o emprego de estratégias nutricionais focadas em promover um microbioma saudável. A inclusão de alimentos fermentados, prebióticos e probióticos destaca-se como uma parte significativa das recomendações nutricionais integrativas.

A diversidade alimentar e a sustentabilidade também ganham destaque nessa abordagem. O estímulo a dietas baseadas em plantas, a preferência por alimentos locais e sazonais, além da redução do desperdício alimentar, alinham-se aos princípios de uma abordagem integrativa para a nutrição. Essa tendência reflete a compreensão de que escolhas alimentares sustentáveis não apenas beneficiam a saúde individual, mas também contribuem para a saúde do planeta.

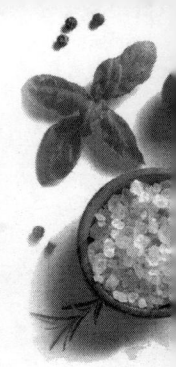

Outra ênfase relevante é a consciência crescente da conexão mente-corpo na nutrição. A incorporação de práticas como *mindfulness*, meditação e abordagens psicológicas nas orientações nutricionais reconhece a influência significativa do estado mental na digestão e no metabolismo, promovendo uma visão mais completa e integrada da saúde.

6.3.1 *Mindful eating*

O *mindful eating*, ou alimentação consciente, é uma prática que se baseia nos princípios da atenção plena, visando a uma experiência mais consciente e intencional durante as refeições. Essa abordagem vai além do simples ato de se alimentar, envolvendo uma conexão mais profunda com os alimentos, as sensações físicas e o ambiente ao redor.

Em vez de comer automaticamente e de maneira apressada, o *mindful eating* propõe que nos sintonizemos com cada momento do processo alimentar, desde a escolha dos alimentos até a mastigação e a apreciação dos sabores. A ideia é cultivar uma consciência plena, sem julgamentos, em relação a nossos hábitos alimentares.

Um exemplo prático de como incorporar o *mindful eating* em casa é dedicar um tempo para a refeição sem distrações. Desligue a televisão, coloque o celular de lado e reserve um momento tranquilo para comer. Antes de começar, observe a aparência, as cores e os cheiros dos alimentos em seu prato. Ao mastigar, sinta a textura e o sabor dos alimentos, prestando atenção em cada mordida.

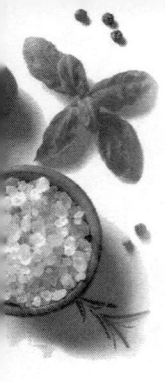

Outro aspecto importante do *mindful eating* é saber reconhecer os sinais de fome e saciedade. Esteja atento a seu corpo, coma quando estiver com fome e pare quando se sentir satisfeito. Evite comer por impulso emocional ou distração e concentre-se na experiência de se alimentar de maneira consciente.

Essa prática pode não apenas melhorar a relação com a comida como também promover uma digestão mais eficaz, além de contribuir para uma maior apreciação e gratidão pelos alimentos que escolhemos. Ao incorporarmos o *mindful eating*, transformamos as refeições em momentos significativos de conexão com nossa saúde e bem-estar.

Explorando o *mindful eating* com biscoito de polvilho

Objetivo: experimentar a técnica de *mindful eating* e comparar a experiência com a ingestão tradicional de alimentos.

Materiais necessários:
- Porção de polvilho (ou qualquer outro alimento de sua escolha).
- Papel e caneta para fazer anotações.

Preparação:
- Escolha um ambiente tranquilo e um momento sem distrações para realizar a atividade.
- Coloque uma porção de polvilho em um prato.

Mindful eating:
- Antes de começar a comer, dedique alguns minutos para observar o polvilho.
- Observe a textura, as cores e os detalhes visuais do alimento.
- Sinta o cheiro do polvilho e preste atenção em como essa experiência sensorial afeta suas percepções.

Momento de comer com consciência:
- Pegue um pedaço de polvilho e leve-o à boca com calma.
- Mastigue devagar e sinta a textura do alimento enquanto mastiga.
- Observe o sabor e como ele se desenvolve à medida que você mastiga.
- Preste atenção às sensações físicas e emocionais durante o processo de comer.

Análise:
- Depois de comer o polvilho aplicando a técnica do *mindful eating*, reserve um momento para refletir sobre a experiência.
- Registre como você se sentiu, se notou diferenças na percepção do sabor e como foi a conexão com o ato de comer.

Momento de comer normalmente:
- Agora, repita o processo, mas desta vez coma o polvilho da maneira tradicional, sem aplicar o *mindful eating*.
- Observe as diferenças na experiência em relação ao momento anterior.

Análise comparativa:
- Compare as duas experiências.
- Registre as diferenças na percepção do sabor, na saciedade e na forma como você se sentiu ao comer de maneira consciente em comparação com a abordagem convencional.

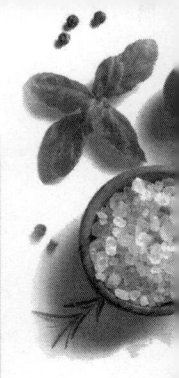

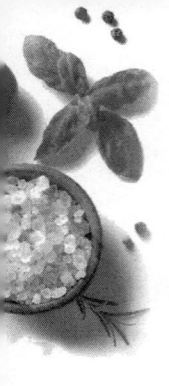

6.4 Desafios contemporâneos na aplicação da dietoterapia chinesa

Os desafios contemporâneos na aplicação da dietoterapia chinesa evidenciam a urgência de adaptar métodos tradicionais aos dilemas modernos, enfrentando questões cruciais no cenário atual de saúde e ritmo de vida agitado. Entre esses desafios, destaca-se a crescente prevalência de doenças relacionadas ao estilo de vida, como obesidade, diabetes e distúrbios cardiovasculares.

O estresse e a vida corrida são fatores que impactam diretamente os hormônios, desempenhando um papel significativo nas condições de saúde contemporâneas. Hormônios como o cortisol, conhecido como o *hormônio do estresse*, podem ser desregulados em virtude de uma vida agitada. Nesse contexto, a dietoterapia chinesa pode fornecer abordagens específicas, recomendando alimentos que ajudam a equilibrar os níveis hormonais, como chás de ervas calmantes, alimentos ricos em magnésio, ácidos graxos e ômega-3, conforme descrito na Quadro 6.3.

Quadro 6.3 – Agravos de saúde e alimentos protetores

Problemas de saúde	Alimentos protetores
Problemas de sono	Camomila, chá de valeriana, bananas, aveia.
Estresse	Chá verde, abacate, peixes ricos em ômega-3.
Inflamação crônica	Cúrcuma, gengibre, azeite de oliva, peixes.

A urbanização acelerada é outro desafio contemporâneo, trazendo consigo um estilo de vida frenético. A dietoterapia chinesa precisa ajustar seus princípios de modo a oferecer orientações práticas para indivíduos que enfrentam desafios urbanos, como estresse crônico e falta de tempo. Alimentos que promovem a energia vital e são de fácil preparo tornam-se relevantes nesse contexto.

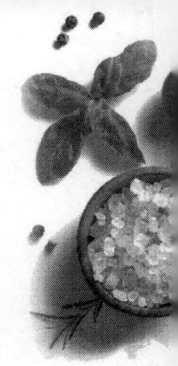

A inserção da dietoterapia chinesa no sistema de saúde contemporâneo é uma necessidade, mas também um desafio. Alimentos antioxidantes, como chá verde e vegetais coloridos, podem ser recomendados para fortalecer o sistema imunológico e prevenir doenças relacionadas ao estilo de vida.

A mudança nos padrões de trabalho e no estilo de vida contribui para o desafio da aplicação prática da dietoterapia chinesa. Estratégias específicas, como recomendações para refeições leves e equilibradas, ricas em nutrientes, podem ser sugeridas para enfrentar os horários irregulares e o sedentarismo. A inclusão de alimentos anti-inflamatórios, como cúrcuma e gengibre, também pode ser benéfica diante desses desafios contemporâneos.

6.5 Perspectivas futuras e desenvolvimento profissional na área

As perspectivas futuras e o desenvolvimento profissional na área da dietoterapia chinesa oferecem uma visão emocionante e promissora para os profissionais que buscam se destacar nesse campo dinâmico e em constante evolução. À medida que a conscientização sobre abordagens holísticas para a saúde cresce, a dietoterapia chinesa se posiciona como uma disciplina-chave para o futuro da medicina integrativa.

Uma das perspectivas futuras mais evidentes é a expansão da pesquisa científica na área. O crescente interesse na relação entre dieta, saúde e prevenção de doenças impulsionará estudos mais aprofundados sobre os benefícios específicos da dietoterapia chinesa. O desenvolvimento de evidências robustas fortalecerá a posição da dietoterapia chinesa no cenário global da saúde, abrindo portas para sua incorporação mais ampla em sistemas de cuidados de saúde convencionais.

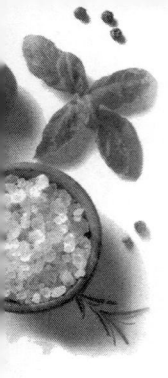

Além disso, o avanço da tecnologia desempenhará um papel importante no desenvolvimento profissional nessa área. Ferramentas digitais, aplicativos e plataformas *on-line* facilitarão a personalização de planos dietéticos, permitindo uma abordagem mais precisa e adaptável às necessidades individuais. A integração da tecnologia também oferecerá oportunidades para a educação continuada, promovendo o desenvolvimento profissional contínuo dos praticantes da dietoterapia chinesa.

O reconhecimento e a aceitação crescentes da MTC em muitas partes do mundo abrirão portas para oportunidades globais. Profissionais qualificados em dietoterapia chinesa podem esperar uma demanda crescente por seus serviços em ambientes de cuidados de saúde integrativos, clínicas de medicina complementar e até mesmo em equipes multidisciplinares em hospitais convencionais.

O desenvolvimento profissional na área da dietoterapia chinesa também pode ser impulsionado por uma maior colaboração interdisciplinar. À medida que as abordagens integrativas ganharem destaque, a cooperação entre profissionais de diversas áreas, como nutrição convencional, acupuntura e medicina ocidental, passará a ser essencial. Isso não apenas enriquecerá a prática, mas também solidificará a posição da dietoterapia chinesa como parte integrante de uma abordagem holística para a saúde.

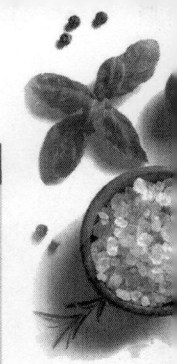

> **Indicação cultural**
>
> MATTOS, C. S.; CARVALHO, S. G. de; OLIVEIRA, T. C. C. V. Resultados iniciais da fitoterapia chinesa no tratamento da candidíase vaginal recorrente. **Revista Brasileira de Agroecologia**, v. 18, n. 5, p. 451-464, 2023. Disponível em: <https://periodicos.unb.br/index.php/rbagroecologia/article/view/51337/38733>. Acesso em: 3 jan. 2025.
>
> Indicamos a leitura desse estudo, que teve como objetivo fomentar a divulgação de tratamentos complementares com ervas medicinais constantes da farmacopeia chinesa. Foram relatados casos de candidíase vulvovaginal recorrente tratados com a fitoterapia chinesa no ano de 2022.

Síntese

Neste capítulo final, abordamos os avanços recentes e os desafios da dietoterapia chinesa, destacando a integração da tecnologia e as tendências emergentes em nutrição. Como vimos, o uso de ferramentas tecnológicas, como aplicativos de monitoramento nutricional e análises de dados, permite personalizar tratamentos de forma mais assertiva. Além disso, práticas tradicionais e descobertas científicas se unem e propiciam uma abordagem mais holística. Porém, são necessários mais estudos para promover o desenvolvimento contínuo dos profissionais, de modo a integrar em sua prática esses conhecimentos.

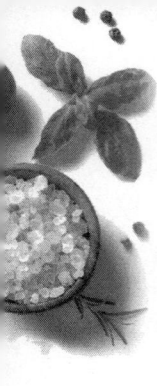

Questões para revisão

1. Qual das alternativas a seguir descreve melhor um dos principais focos da nutrição integrativa?
   a) Tratar doenças agudas com medicamentos.
   b) Considerar apenas a alimentação como fator de saúde.
   c) Enfatizar a individualidade biológica e utilizar avanços em genômica nutricional.
   d) Padronizar dietas para todos os indivíduos.
   e) Fomentar apenas dietas baseadas em plantas.

2. Qual é o conceito principal do *mindful eating* (alimentação consciente)?
   a) Comer rapidamente para evitar o aumento de peso.
   b) Comer alimentos com baixo valor calórico para controlar a saciedade.
   c) Comer distraidamente, focando apenas a quantidade de comida.
   d) Comer de maneira intencional, prestando atenção aos sinais de fome e saciedade.
   e) Comer alimentos preparados de maneira rápida e prática.

3. O que caracteriza a integração da tecnologia na prática da dietoterapia chinesa?
   a) Substituição dos métodos tradicionais por soluções exclusivamente digitais.
   b) Utilização de aplicativos e ferramentas digitais para personalizar e acompanhar a dieta.
   c) Adoção de uma abordagem puramente científica sem considerar a tradição.
   d) Restrição ao uso de alimentos tradicionais chineses.
   e) Utilização de tecnologia apenas para a venda de suplementos dietéticos.

4. De que maneira a individualização da dietoterapia chinesa contribui para a eficácia do tratamento nutricional?

5. Como a utilização de tecnologias, como aplicativos e sensores integrados, pode melhorar a prática da dietoterapia chinesa na contemporaneidade?

Questão para reflexão

1. Considerando a crescente integração entre as práticas tradicionais da dietoterapia chinesa e as inovações tecnológicas, como você enxerga o futuro dessa abordagem nutricional no tratamento de doenças crônicas contemporâneas, como diabetes e doenças cardiovasculares? Quais seriam os principais desafios e benefícios dessa fusão e como isso pode impactar a prática profissional na área de nutrição e dietoterapia?

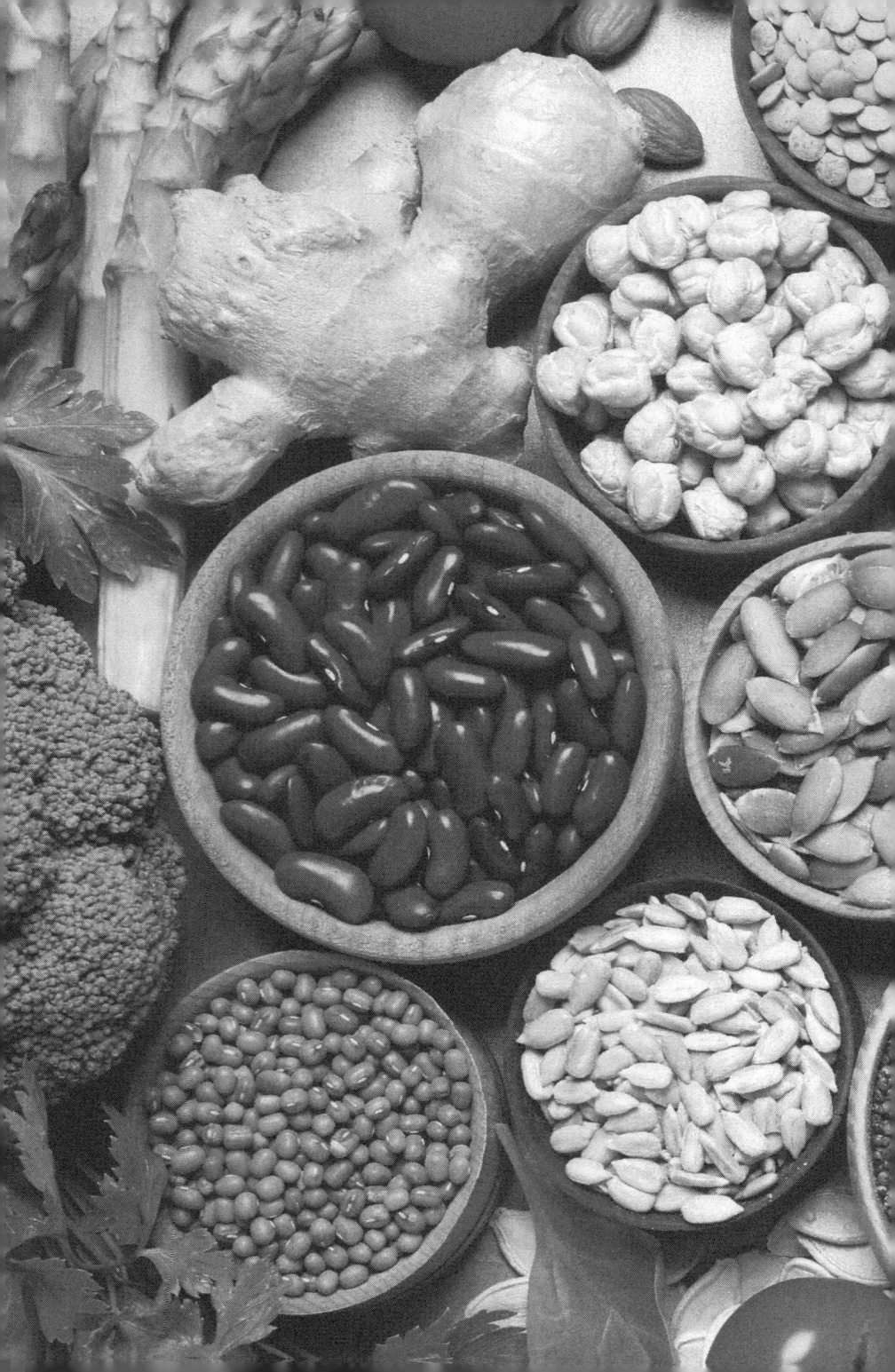

Considerações finais

No decorrer deste livro, exploramos a interseção entre a dietoterapia chinesa e as práticas alimentares contemporâneas, enfocando desde a introdução das bases tradicionais dessa terapia até as inovações tecnológicas que estão moldando sua prática no século XXI. Examinamos os fundamentos, os avanços e os desafios dessa abordagem holística de cuidados com a saúde.

Iniciamos com uma introdução ao conceito de dietoterapia chinesa, esclarecendo como a alimentação, segundo a medicina tradicional chinesa (MTC), é mais do que apenas combustível para o corpo, mas um elemento essencial na manutenção do equilíbrio entre as energias Yin e Yang e os cinco elementos. Vimos como a dietoterapia chinesa visa harmonizar a constituição de cada indivíduo, abordando suas necessidades específicas por meio de alimentos que atuam não só no plano físico, mas também nos planos emocional, mental e espiritual.

No capítulo seguinte, destacamos as condições clínicas tratadas pela dietoterapia chinesa, discutindo como essa prática pode ser um complemento valioso no tratamento de diversas doenças, desde crônicas, como diabetes e hipertensão, até problemas digestivos. A personalização dos tratamentos alinhada às características únicas de cada paciente são os pilares dessa abordagem, o que ressalta a necessidade de um diagnóstico energético preciso para um plano alimentar eficaz.

Avançamos para o capítulo sobre a fitoterapia e a dietoterapia chinesa, revelando como plantas, alimentos e seus compostos bioativos desempenham um papel crucial na prevenção e no tratamento de doenças. Ao examinarmos o uso de fitoterápicos como o chá verde, a alcachofra e o feijão branco, vimos como as práticas alimentares tradicionais chinesas se alinham com as pesquisas científicas contemporâneas, contribuindo para tratamentos mais naturais e menos invasivos.

O próximo capítulo nos levou a refletir sobre a obesidade, uma das maiores preocupações de saúde pública global, e as estratégias de prevenção e tratamento para essa condição oferecidas pela dietoterapia chinesa. A utilização de fitoterápicos e a compreensão do impacto de fatores ambientais e psicológicos no ganho de peso foram destacados como elementos-chave para um tratamento integrado e eficaz.

Na sequência, discutimos o uso de alimentos terapêuticos em condições agudas, como resfriados, febres e infecções, com foco em estratégias dietéticas que fortalecem o sistema imunológico e aliviam sintomas de maneira natural e rápida, seguindo os princípios de equilíbrio da MTC. Também trouxemos à tona a importância das pesquisas contemporâneas em dietoterapia chinesa, mostrando como a ciência moderna tem integrado tecnologias avançadas, como genômica e microbioma, para personalizar e aprimorar tratamentos. A convergência entre os métodos tradicionais e as inovações científicas abre portas para tratamentos mais eficazes e adaptados às necessidades individuais, consolidando a dietoterapia chinesa como uma ferramenta essencial para a saúde do futuro.

Por fim, exploramos as tendências emergentes em nutrição integrativa, que, alinhada aos princípios da dietoterapia chinesa, apresenta novas perspectivas sobre a alimentação como ferramenta de bem-estar. O *mindful eating*, por exemplo, ganhou destaque ao demonstrar como a consciência plena na alimentação pode transformar o modo como nos relacionamos com a comida, melhorando nossa saúde física e mental.

Encerramos este livro com uma reflexão sobre a importância da contínua evolução da dietoterapia chinesa, destacando a necessidade de pesquisas e atualizações constantes para que os profissionais de saúde possam oferecer tratamentos cada vez mais eficazes e individualizados.

Assim, convidamos todos a se aprofundarem mais no estudo da dietoterapia chinesa e de suas implicações na saúde moderna. As possibilidades são vastas, e os avanços nas pesquisas científicas prometem novas descobertas que enriquecerão ainda mais esse campo. Ao integrarmos a sabedoria ancestral chinesa com as inovações do século XXI, temos a oportunidade de promover um modelo de saúde holística, que reconhece a interdependência entre corpo, mente e espírito.

Portanto, fica o estímulo para que você, leitor, continue a pesquisar sobre esse tema tão fascinante. A dietoterapia chinesa é um campo em constante evolução e, ao se aprofundar no estudo dessas práticas, você pode melhorar sua saúde e bem-estar, além de contribuir para o avanço dessa importante área da MTC.

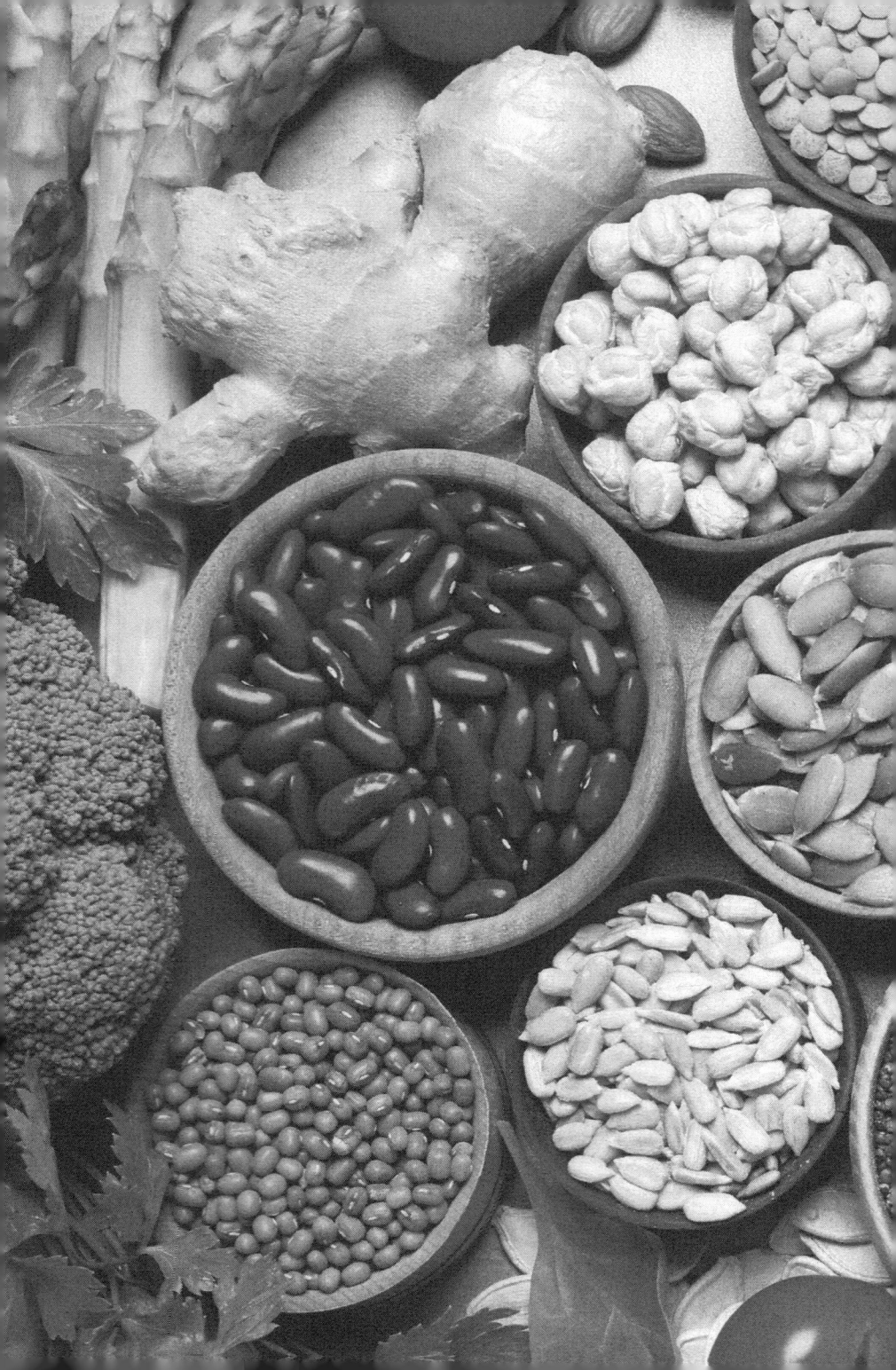

Referências

AW, J. Y. H.; YIENGPRUGSAWAN, V. S.; GONG, C. H. Utilization of Traditional Chinese Medicine Practitioners in Later Life in Mainland China. **Geriatrics**, v. 4, n. 3, p. 49, Aug. 2019.

AGNIVESA. **Charaka Samhita**. Tradução de Williams Ribeiro de Farias e Yeda Ribeiro de Farias. São Paulo: Chakpori, 1972. 4 v. Disponível em: <https://ayurveda.com.br/charaka-samhita/>. Acesso em: 27 dez. 2024.

ARANTES, A. M. **Dietoterapia chinesa**: nutrição para o corpo, mente e espírito. 2. ed. São Paulo: Atheneu, 2022.

BIZERRIL, J. O caminho do retorno: envelhecer à maneira taoista. **Horizontes Antropológicos**, Porto Alegre, v. 16, n. 34, jul, p. 287-313, 2010. Disponível em: < https://www.scielo.br/j/ha/a/YHHJ8YBsxTJxbhqLxhzWpZk/?format=pdf>. Acesso em: 10 jan. 2025.

BRASIL. Decreto n. 5.813, de 22 de junho de 2006. **Diário Oficial da União**, Poder Executivo, Brasília, DF, 23 jun. 2006a. Disponível em: <https://www.planalto.gov.br/ccivil_03/_ato2004-2006/2006/decreto/d5813.htm>. Acesso em: 2 jan. 2025.

BRASIL. Ministério da Saúde. Agência Nacional de Vigilância Sanitária. Portaria n. 398, de 30 de abril de 1999. **Diário Oficial da União**, Brasília, DF, 3 maio 1999. Disponível em: <https://bvsms.saude.gov.br/bvs/saudelegis/anvisa/1999/prt0398_30_04_1999.html>. Acesso em: 30 dez. 2024.

BRASIL. Ministério da Saúde. Gabinete do Ministro. Portaria n. 971, de 3 de maio de 2006. **Diário Oficial da União**, Brasília, DF, 7 jul. 2006b. Disponível em: <https://bvsms.saude.gov.br/bvs/saudelegis/gm/2006/prt0971_03_05_2006.html>. Acesso em: 2 jan. 2025.

BRASIL. Ministério da Saúde. Agência Nacional de Vigilância Sanitária. Resolução da Diretoria Colegiada – RDC Brasília, DF, 14 maio n. 26, de 13 de maio de 2014. Diário Oficial da União, 2014a.

BRASIL. Ministério da Saúde. Agência Nacional de Vigilância Sanitária. Resolução da Diretoria Colegiada – RDC n. 833, de 11 de dezembro de 2023. **Diário Oficial da União**, Brasília, DF, 13 dez. 2023.

BRASIL. Ministério da Saúde. Secretaria de Atenção à Saúde. Departamento de Atenção Básica. **Alimentos regionais brasileiros**. 2. ed. Brasília, 2015. Disponível em: <https://bvsms.saude.gov.br/bvs/publicacoes/alimentos_regionais_brasileiros_2ed.pdf>. Acesso em: 30 dez. 2024.

BRASIL. Ministério da Saúde. Secretaria de Atenção à Saúde. Departamento de Atenção Básica. **Guia alimentar para a população brasileira**. 2. ed. 1. reimp. Brasília, 2014b. Disponível em: <https://www.gov.br/saude/pt-br/assuntos/saude-brasil/publicacoes-para-promocao-a-saude/guia_alimentar_populacao_brasileira_2ed.pdf/view>. Acesso em: 30 dez. 2024.

BRASIL. Ministério da Saúde. Secretaria de Atenção à Saúde. Departamento de Atenção Básica. **Guia alimentar para a população brasileira**: promovendo a alimentação saudável. 1. ed. 1. reimp. Brasília, 2008. Disponível em: <https://bvsms.saude.gov.br/bvs/publicacoes/guia_alimentar_populacao_brasileira_2008.pdf>. Acesso em: 30 dez. 2024.

BRASIL. Ministério da Saúde. Secretaria de Atenção à Saúde. Departamento de Atenção Básica. **Práticas integrativas e complementares**: plantas medicinais e fitoterapia na Atenção Básica. Brasília, 2012. (Série A. Normas e Manuais Técnicos) (Cadernos de Atenção Básica, n. 31). Disponível em: <https://bvsms.saude.gov.br/bvs/publicacoes/praticas_integrativas_complementares_plantas_medicinais_cab31.pdf>. Acesso em: 2 jan. 2025.

BRASIL. Ministério da Saúde. Secretaria de Atenção à Saúde. Departamento de Atenção Básica. **Política Nacional de Práticas Integrativas e Complementares no SUS**. Brasília, 2006c. (Série B. Textos Básicos de Saúde). Disponível em: <https://bvsms.saude.gov.br/bvs/publicacoes/pnpic.pdf>. Acesso em: 27 dez. 2024.

CONTATORE, O. A. et al. Medicina chinesa/acupuntura: apontamentos históricos sobre a colonização de um saber. **História, Ciências, Saúde**, Manguinhos, v. 25, n. jul., p. 841-858, 2018.

CORRÊA, A. P. R.; RODRIGUES, Â. G.; BARBANO, D. B. A. (Org.). **Política Nacional de Plantas Medicinais e Fitoterápicos**. Brasília: Ministério da Saúde, 2006. (Série B. Textos Básicos de Saúde). Disponível em: <https://bvsms.saude.gov.br/bvs/publicacoes/politica_nacional_fitoterapicos.pdf>. Acesso em: 27 dez. 2024.

COUTINHO, B. D.; DULCETTI, P. G. S. O movimento Yīn e Yáng na cosmologia da medicina chinesa. **História, Ciências, Saúde**, Rio de Janeiro, v. 22, n. 3, p. 797-811, 2015. Disponível em: <https://doi.org/10.1590/S0104-59702015000300008>. Acesso em: 10 jan. 2025.

FAN, W. et al. Traditional Uses, Botany, Phytochemistry, Pharmacology, Pharmacokinetics and Toxicology of *Xanthium strumarium* L.: a Review. **Molecules**, v. 24, n. 359, 2019.

FERREIRA, E. T. et al. A utilização de plantas medicinais e fitoterápicos: uma revisão integrativa sobre a atuação do enfermeiro. **Brazilian Journal of Health Review**, Curitiba, v. 2, n. 3, p. 1511-1523, maio/jun. 2019. Disponível em: <https://ojs.brazilianjournals.com.br/ojs/index.php/BJHR/article/view/1383>. Acesso em: 2 jan. 2025.

GALUCIO, N. C. R. et al. Análise do perfil de segurança de medicamentos fitoterápicos no Brasil: revisão de literatura. **Research, Society and Development**, v. 10, n. 13, 2021. Disponível em: <https://rsdjournal.org/index.php/rsd/article/download/20888/18774/255524>. Acesso em: 2 jan. 2025.

GASPERI, P. de; RADUNS, V.; GHIORZI, Â. R. A dieta ayurvédica e a consulta de enfermagem: uma proposta de cuidado. **Ciência & Saúde Coletiva**, v. 13, n. 2, p. 495-506, 2008. Disponível em: <https://www.scielo.br/j/csc/a/9ByhwQPFWvVDmSvkTDmdkZp/?format=pdf&lang=pt>. Acesso em: 27 dez. 2024.

GIUNTINI, E. B. **Alimentos funcionais**. Londrina: Editora e Distribuidora Educacional S. A., 2018.

HENRIQUE, V. A. et al. **Alimentos funcionais**: aspectos nutricionais na qualidade de vida. Aracaju: IFS, 2018. Disponível em: <https://www.ifs.edu.br/images/EDIFS/ebooks/2019/E-book_-_alimentos_funcionais.pdf>. Acesso em: 3 jan. 2025.

JAHNKE, R. et al. A Comprehensive Review of Health Benefits of Qigong and Tai Chi. **Am J Health Promot**, [S.l.], v. 24, n. 6, July-Aug., 2010. Disponível em: <https://pubmed.ncbi.nlm.nih.gov/20594090/>. Acesso em: 10 jan. 2025.

KUREBAYASHI, L. F. S. et al. Fitoterapia chinesa para redução de estresse, ansiedade e melhoria de qualidade de vida: ensaio clínico randomizado. **Revista da Escola de Enfermagem da USP**, São Paulo, v. 50, n. 5, p. 855-862, 2016.

LAM, W. C. et al. Hong Kong Chinese Medicine Clinical Practice Guideline for Cancer Palliative Care: Pain, Constipation, and Insomnia, **Evidence-Based Complementary and Alternative Medicine**, Jan. 2019.

MAHAN, L. K.; ESCOTT-STUMP, S.; RAYMOND, J. L. **Krause**: alimentos, nutrição e dietoterapia. 13. ed. Rio de Janeiro: Elsevier, 2013.

MANCINI, M. C. (Ed.). **Diretrizes Brasileiras de Obesidade 2016**. 4. ed. São Paulo: Abeso, 2016. Disponível em: <https://abeso.org.br/wp-content/uploads/2019/12/Diretrizes-Download-Diretrizes-Brasileiras-de-Obesidade-2016.pdf>. Acesso em: 2 jan. 2025.

MARMITT, D, J. et al. Análise da produção científica do *Curcuma longa* L. (açafrão) em três bases de dados após a criação da RENISUS. **Revista Pan-Amazônica de Saúde**, Ananindeua, v. 7, n. 1, p. 71-77, mar. 2016.

MELLO E SOUZA, C. de. Mente e awareness nos tantras indianos: fundamentos da meditação, do Hatha Yoga e do Ayurveda. **Fractal: Revista de Psicologia**, Niterói, v. 31, n. especial, p. 220-227, 2019.

MONTEIRO, C. A. et al. (Org.). **Vigitel Brasil 2018**: Vigilância de Fatores de Risco e Proteção para Doenças Crônicas por Inquérito Telefônico – estimativas sobre frequência e distribuição sociodemográfica de fatores de risco e proteção para doenças crônicas nas capitais dos 26 estados brasileiros e no Distrito Federal em 2018. Brasília: Ministério da Saúde, 2019. Disponível em: <https://www.gov.br/saude/pt-br/centrais-de-conteudo/publicacoes/svsa/vigitel/vigitel-brasil-2018.pdf/view>. Acesso em: 2 jan. 2025.

MÜLLER, M. R.; GUIMARÃES, S. S. Impacto dos transtornos do sono sobre o funcionamento diário e a qualidade de vida. **Estudos de Psicologia**, Campinas, v. 24, n. 4, p. 519-528, 2007.

NAGARJUNA. **Sushruta Samhita**. Tradução de Yeda Ribeiro de Farias e Williams Ribeiro de Farias. 4. ed. São Paulo: Chakpori, 1991. Disponível em: <https://ayurveda.com.br/susruta-samhita/>. Acesso em: 27 dez. 2024.

NASCIMENTO, P. M. do; SCALABRINI, H. M. Benefícios do ômega 3 na prevenção de doença cardiovascular: revisão integrativa de literatura. **International Journal of Nutrology**, v. 13, n. 3, p. 95-101, 2020. Disponível em: <https://ijn.zotarellifilhoscientificworks.com/index.php/ijn/article/download/204/200/207>. Acesso em: 30 dez. 2024.

PURUSHOTAM, A.; HANKEY, A. Vegetarian Diets, Ayurveda, and the Case for an Integrative Nutrition Science. **Medicina (Kaunas)**, v. 9, p. 24-57, Aug. 2021. Disponível em: <https://pubmed.ncbi.nlm.nih.gov/34577781/>. Acesso em: 10 jan. 2025.

ROCHA, S. P.; GALLIAN, D. M. C. Uma nova abordagem dos estudos da medicina tradicional chinesa no Ocidente. **Physis: Revista de Saúde Coletiva**, São Paulo, v. 23, n. 3, p. 995-1001, 2013.

SILVA, L. E. C. et al. Efeitos de alimentos/compostos funcionais na saúde: uma revisão integrativa. **Brazilian Journal of Health Review**, Curitiba, v. 7, n. 4, p. 1-18, 2024. Disponível em: <https://ojs.brazilianjournals.com.br/ojs/index.php/BJHR/article/view/71222>. Acesso em: 10 jan. 2025.

SILVA, S. R. et al. Effects of Omega 3 Supplementation During Pregnancy. **Research, Society and Development**, [S.l.], v. 13, n. 12, 2024.

SILVA; V.; ORLANDELLI, R. C. Desenvolvimento de alimentos funcionais nos últimos anos: uma revisão. **Revista Uningá**, Maringá, v. 56, n. 2, p. 182-194, 2019.

THONGOUN, P. et al. Effect of Oat Consumption on Lipid Profiles in Hypercholesterolemic Adults. **Journal of the Medical Association of Thailand**, n. 96, suplemento 5, 2013.

TOBALDINI, E. et al. Sleep, Sleep Deprivation, Autonomic Nervous System and Cardiovascular Diseases. **Neuroscience & Biobehavioral Reviews**, v. 74, p. 321-329, 2017. Disponível em: <https://pubmed.ncbi.nlm.nih.gov/27397854/>. Acesso em: 10 jan. 2025.

WEISHEIMER, N. et al. Fitoterapia como alternativa terapêutica no combate à obesidade. **Revista de Ciências da Saúde Nova Esperança**, v. 13, n. 1, p. 103-111, jun. 2015. Disponível em: <https://revista.facene.com.br/index.php/revistane/article/view/478/368>. Acesso em: 2 jan. 2025.

WHITE, A.; ERNST, E. A Brief History of Acupuncture. **Rheumatology**, v. 43, n. 5, p. 662-663, May 2004. Disponível em: <https://academic.oup.com/rheumatology/article-abstract/43/5/662/1788282>. Acesso em: 10 jan. 2025.

XAVIER, H. T. et al. V Diretriz Brasileira de Dislipidemias e Prevenção da Aterosclerose. **Arquivos Brasileiros de Cardiologia**, v. 101, supl. 1, out. 2013. Disponível em: <http://departamentos.cardiol.br/sbc-da/2015/pdf/v-diretriz.pdf>. Acesso em: 2 jan. 2025.

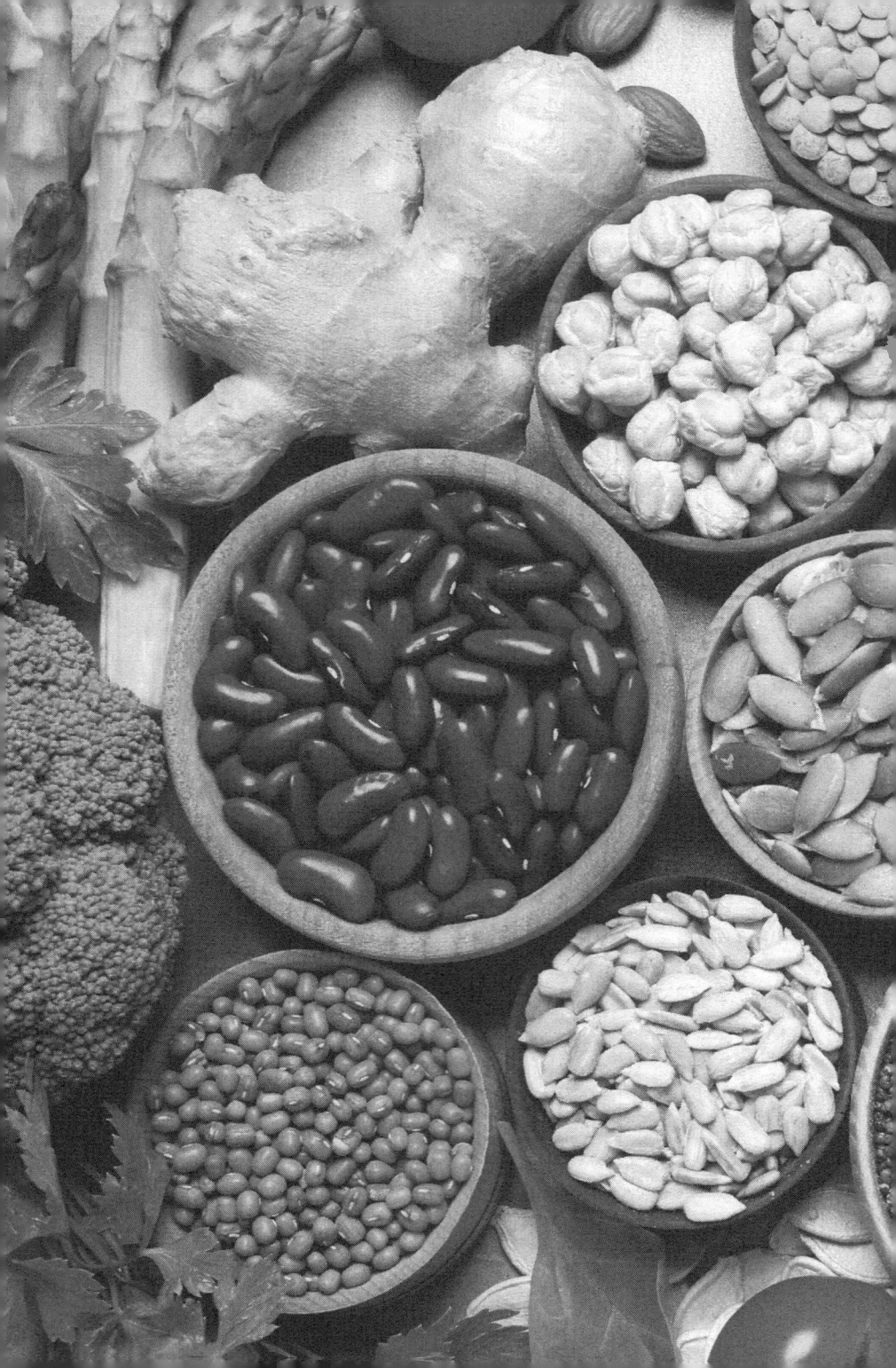

Respostas

Capítulo 1
Questões para revisão

1. Ayurveda é um sistema de medicina tradicional originário da Índia, que conta com mais de 5 mil anos de história. O termo significa "ciência da vida" (*Ayur* = vida; *Veda* = ciência ou conhecimento) e baseia-se na compreensão do equilíbrio entre corpo, mente e espírito. Seus princípios fundamentais incluem os *doshas* (Vata, Pitta e Kapha), que representam diferentes tipos de energias biológicas no organismo, e a busca por harmonia com a natureza. Na prática, o Ayurveda utiliza uma abordagem holística que envolve dieta personalizada, ervas medicinais, práticas de yoga, meditação e terapias de desintoxicação para promover a saúde, prevenir doenças e tratar desequilíbrios.

2. O uso de plantas medicinais na alimentação é uma prática tradicional que integra saúde e nutrição. Elas são importantes porque têm compostos bioativos que auxiliam na prevenção e no tratamento de doenças, além de fortalecerem o sistema imunológico e promoverem o bem-estar. Por exemplo, o alho (*Allium sativum*) tem propriedades antimicrobianas e cardiovasculares, o gengibre (*Zingiber officinale*) é conhecido por sua ação anti-inflamatória e digestiva, e o açafrão-da-terra (*Curcuma longa*) conta com curcumina, um poderoso antioxidante. O uso adequado de plantas medicinais na dieta pode melhorar a qualidade de vida e contribuir para hábitos alimentares mais saudáveis.

3. c
4. b
5. b

Questão para reflexão

1. Os hábitos alimentares modernos, baseados em conveniência e industrialização, afastam o ser humano da conexão com os ciclos naturais, contribuindo para desequilíbrios no organismo. A dietoterapia chinesa propõe o consumo de alimentos frescos e sazonais, adaptados às necessidades do corpo em cada estação, promovendo saúde e equilíbrio. Sua adoção pode mitigar os efeitos negativos da alimentação contemporânea, reconectando o indivíduo aos ritmos naturais e favorecendo uma relação mais consciente e sustentável com a alimentação e o ambiente.

Capítulo 2
Questões para revisão

1. b
2. c
3. d
4. Na dietoterapia chinesa, Yin e Yang representam forças opostas, porém complementares, que devem estar equilibradas para garantir a saúde. Alimentos Yin, como frutas e vegetais, têm propriedades refrescantes e hidratantes, sendo indicados para resfriar o corpo em situações de excesso de calor ou em períodos quentes, como o verão. Por outro lado, alimentos Yang, como carnes e especiarias, são quentes e energizantes, recomendados para aquecer o corpo em climas frios ou quando há deficiência de energia. O equilíbrio entre esses dois aspectos é essencial para harmonizar as funções energéticas do organismo, de modo a prevenir doenças e promover o bem-estar.
5. A teoria do Tao estabelece que o universo surge de um estado de vazio, e a interação entre Yin e Yang gera todos os fenômenos e ciclos naturais. Na prática da dietoterapia chinesa, essa filosofia é refletida na escolha de alimentos que respeitam as mudanças sazonais

e as necessidades do corpo. Por exemplo, na primavera, indica-se o consumo de alimentos frescos e verdes para apoiar a energia de renovação do fígado; no inverno, recomendam-se alimentos quentes e nutritivos, como sopas e alimentos pretos, para proteger os rins e conservar a energia vital. Assim, os conceitos de Yin e Yang orientam a adaptação alimentar aos ritmos da natureza, promovendo a saúde em harmonia com o ambiente.

Questão para reflexão

1. Os princípios do Yin e Yang influenciam as escolhas alimentares ao incentivar uma dieta que considera tanto as necessidades energéticas do corpo quanto as condições externas, como o clima e as estações do ano. Essa abordagem prega a seleção de alimentos que equilibram as forças internas do organismo para promover saúde e bem-estar. Além disso, ao seguir esses princípios, há um alinhamento com os ciclos naturais, como consumir alimentos refrescantes em períodos quentes e alimentos quentes em períodos frios. Essa prática fomenta uma conexão mais consciente com a natureza e reforça a ideia de que o equilíbrio interno reflete o equilíbrio externo, criando um estilo de vida mais harmonioso.

Capítulo 3

Questões para revisão

1. c
2. b
3. c
4. Na dietoterapia chinesa, a combinação de alimentos é essencial para o equilíbrio e a harmonia do corpo, pois essa terapia leva em conta a interação entre os alimentos e seus efeitos energéticos, respeitando a natureza térmica e os sabores. Essa prática, baseada na medicina tradicional chinesa (MTC), busca promover a circulação do Qi e a nutrição

adequada dos diferentes sistemas do corpo, com ajustes baseados nas condições de saúde e nas necessidades específicas de cada indivíduo, sempre com o intuito de manter a saúde plena e a energia vital equilibrada.

5. A dietoterapia chinesa adapta a combinação de alimentos com base nas condições de saúde individuais, reconhecendo que desequilíbrios, como excesso de calor ou deficiência de Qi, podem exigir ajustes específicos na alimentação. Essas recomendações personalizadas têm grande impacto na prática clínica, pois ajudam a restaurar o equilíbrio energético do paciente, promovendo a saúde de maneira integrada e personalizada.

Questão para reflexão

1. A aplicação dos princípios da dietoterapia chinesa no contexto moderno pode transformar a abordagem nutricional ao integrar corpo e mente, ajustando as escolhas alimentares de acordo com a natureza térmica dos alimentos e os cinco sabores. Essa prática oferece uma forma personalizada de promover a saúde, prevenindo e tratando condições como doenças crônicas e distúrbios emocionais. Ao considerar fatores como desequilíbrios energéticos, essa abordagem adapta-se às necessidades individuais e sazonais, propiciando equilíbrio físico e emocional. Assim, a dietoterapia chinesa pode ser uma alternativa eficaz para alcançar bem-estar de maneira holística e integrada.

Capítulo 4

Questões para revisão

1. d
2. d
3. c
4. A alimentação saudável previne doenças ao fornecer nutrientes essenciais e fortalecer o sistema imunológico. Priorizar alimentos *in natura*

e minimizar o consumo de processados reduz o risco de condições como obesidade, diabetes e doenças cardíacas. Para uma abordagem eficiente, é importante considerar a qualidade alimentar, a moderação nas porções, as necessidades individuais, a prática de atividade física regular e o controle do estresse.

5. A MTC foca o equilíbrio do corpo e a interação entre fatores internos e externos. Diferentemente do que ocorre na medicina ocidental, que trata doenças específicas, a MTC considera o adoecimento um processo dinâmico. Fatores externos, como o vento e o frio, e internos, como emoções e desequilíbrios do Qi, influenciam o desenvolvimento de doenças.

Questão para reflexão

1. A alimentação saudável melhora a saúde física e mental, estabilizando o humor e a energia. Combinar uma dieta balanceada com exercício físico regular reduz o risco de doenças crônicas e aumenta o bem-estar. O controle do estresse, por meio de relaxamento e práticas como yoga, também é essencial para manter o equilíbrio emocional e prevenir doenças.

Capítulo 5
Questões para revisão

1. c
2. d
3. c
4. A dietoterapia chinesa trata a obesidade considerando a interação entre os aspectos físicos, emocionais e energéticos do corpo. O tratamento busca equilibrar o Qi, o Yin e o Yang, ajustando a dieta de acordo com os padrões específicos de desequilíbrio de cada indivíduo. Além disso, essa prática leva em conta os fatores endócrinos, ambientais, culturais, socioeconômicos e genéticos, buscando uma abordagem

holística. O uso de fitoterápicos, como chá verde e alcachofra, que auxiliam na aceleração do metabolismo e na digestão, pode ser parte da estratégia, mas sempre acompanhado de orientação profissional.

5. Na dietoterapia chinesa, as condições agudas, como gripes, febres ou infecções, são tratadas com alimentos específicos que auxiliam na resposta do corpo contra invasões patogênicas e ajudam a restaurar o equilíbrio térmico. Por exemplo, em casos de resfriado ou gripe com sintomas de frio, alimentos como gengibre, alho e canela são recomendados para dispersar o frio e aquecer o corpo. Já em casos de calor e umidade, alimentos refrescantes como melancia e pepino são usados para hidratar e eliminar o excesso de calor e umidade. Essa abordagem visa equilibrar as energias internas e externas do corpo, promovendo uma recuperação eficaz.

Questão para reflexão

1. No caso de doenças crônicas, como a obesidade, a dietoterapia chinesa busca equilibrar as energias internas e externas do corpo, utilizando alimentos que fortaleçam o Qi, o sangue e a energia vital, ao passo que a medicina ocidental atua no controle de fatores como metabolismo, hormônios e hábitos de vida. Essa combinação pode promover uma abordagem mais eficaz para o tratamento e a prevenção desses tipos de doenças, além de favorecer a personalização, considerando as necessidades únicas de cada paciente. Em situações agudas, como resfriados ou lesões, a medicina tradicional chinesa (MTC) propõe alimentos que aliviem sintomas específicos, como o uso de gengibre para dispersar o frio ou de melancia para resfriar o corpo. A medicina ocidental, por outro lado, pode focar o tratamento direto dos sintomas e a utilização de medicamentos. A integração dessas abordagens pode acelerar a recuperação e aliviar os sintomas de maneira mais eficiente, proporcionando uma recuperação completa, que leva em conta tanto os aspectos físicos quanto a energia vital do paciente.

Capítulo 6
Questões para revisão
1. c
2. d
3. b
4. A individualização da dietoterapia chinesa é fundamental para que o tratamento nutricional seja eficaz, pois leva em consideração as características únicas de cada indivíduo, como sua constituição, estado de saúde, histórico clínico, estilo de vida e rotina. Ao realizar um diagnóstico energético completo, considerando os desequilíbrios dos cinco elementos e as energias Yin e Yang, o profissional pode adaptar a dieta de maneira precisa e personalizada, não apenas para tratar sintomas, mas para promover o equilíbrio geral do organismo. Isso permite uma abordagem mais focada nas necessidades reais de cada paciente, resultando em tratamentos mais eficazes e duradouros.
5. A utilização de tecnologias, como aplicativos e sensores integrados, potencializa a prática da dietoterapia chinesa ao fornecer dados precisos e personalizados que ajudam na adaptação das orientações alimentares. Aplicativos de rastreamento alimentar, por exemplo, permitem que os pacientes registrem sua ingestão alimentar e recebam recomendações específicas para suas condições de saúde. Já sensores integrados monitoram parâmetros como níveis de glicose e qualidade do sono, fornecendo informações valiosas para ajustar a dieta de acordo com as necessidades e em tempo real. Essa integração tecnológica possibilita um acompanhamento mais próximo e contínuo do progresso, otimizando os resultados terapêuticos e facilitando a personalização das intervenções dietéticas.

Questão para reflexão

1. A integração da dietoterapia chinesa com inovações tecnológicas tem o potencial de transformar o tratamento de doenças crônicas, como diabetes e doenças cardiovasculares, ao personalizar a abordagem de acordo com as necessidades individuais dos pacientes. Tecnologias como sequenciamento genético, análise do microbioma e aplicativos de monitoramento alimentar permitem um tratamento mais preciso e eficaz, considerando tanto os aspectos físicos quanto os emocionais e os comportamentais. Essa fusão oferece benefícios ao alinhar os princípios tradicionais da dietoterapia chinesa com avanços científicos, proporcionando uma abordagem mais holística e individualizada. Contudo, desafios surgem na integração desses conhecimentos, sendo necessário superar barreiras culturais e metodológicas, além de obter validação científica.

Sobre os autores

Alisson David Silva

É mestre em Alimentação e Nutrição (2020) pela Universidade Federal do Paraná (UFPR); especialista em Nutrição Esportiva (2018) pela Faculdade Integrada Espírita; e graduado em Nutrição (2019) pela Faculdade Integrada Espírita e em Agronomia (2010) pela Pontifícia Universidade Católica do Paraná (PUC-PR). Atua como professor do curso de Nutrição do Centro Universitário Internacional Uninter. É vice-presidente do Conselho Regional de Nutrição da 8ª Região.

Ana Paula Garcia Fernandes dos Santos

É doutoranda do Programa de Pós-Graduação em Alimentação e Nutrição (PPGAN) da Universidade Federal do Paraná (UFPR); mestre em Alimentação e Nutrição (2022) pela mesma instituição; pós-graduada em Vigilância Sanitária e Controle de Qualidade Aplicado na Produção de Alimentos (2020) pela Pontifícia Universidade Católica do Paraná (PUC-PR); e graduada em Nutrição (2018) pela UFPR. Atua como coordenadora do curso de Gastronomia e como professora dos cursos da área de saúde do Centro Universitário Internacional Uninter. É conselheira do Conselho Regional de Nutrição da 8ª Região.

Impressão:
Março/2025

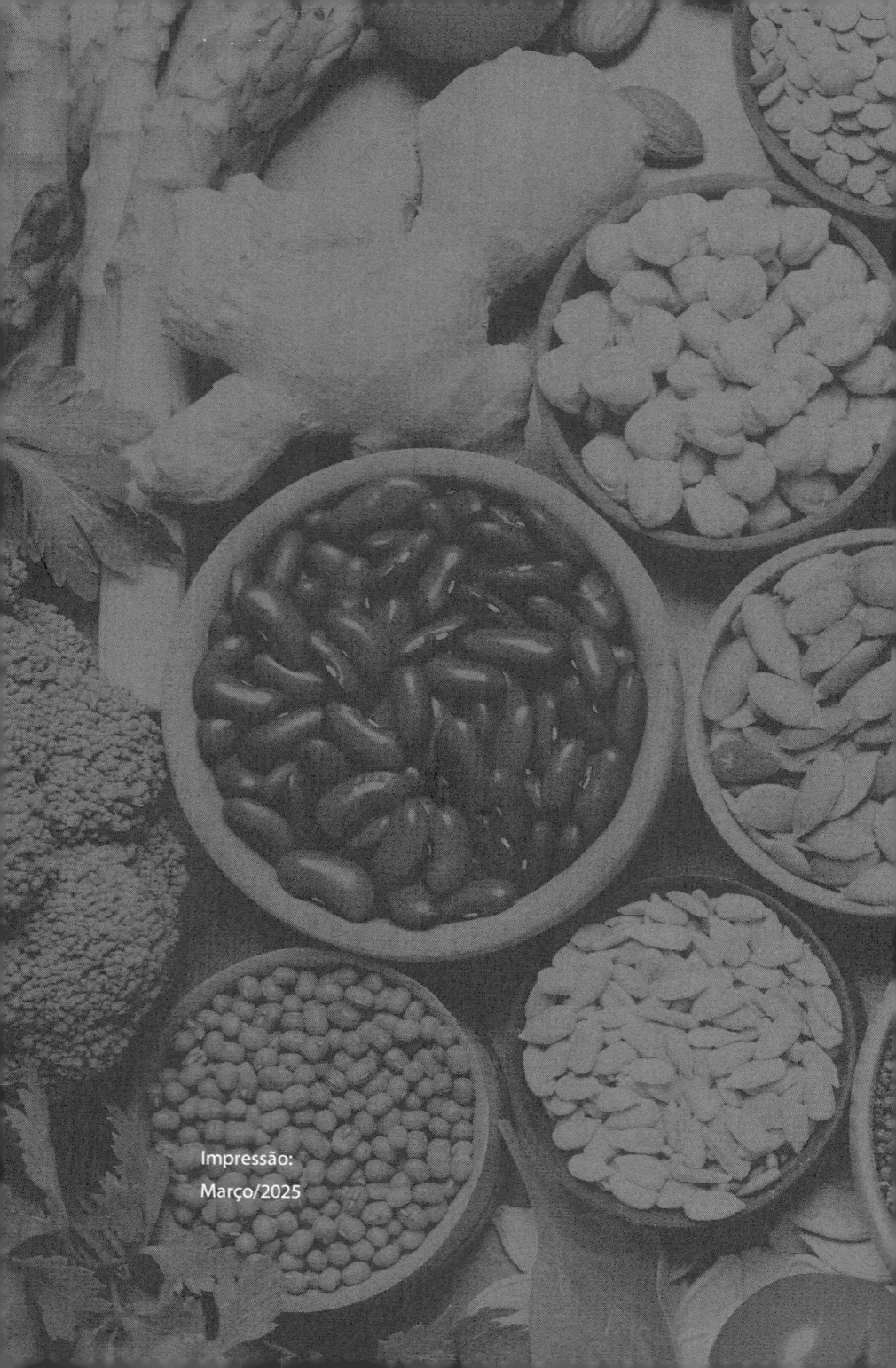